Alfred Oyugi

Edukacja dziewcząt

AF895005

Alfred Oyugi

Edukacja dziewcząt

Postrzeganie i postawa rodziców

Wydawnictwo Bezkresy Wiedzy

Imprint

Cover image: www.ingimage.com

Publisher:
Wydawnictwo Bezkresy Wiedzy
is a trademark of
International Book Market Service Ltd., member of OmniScriptum Publishing Group
17 Meldrum Street, Beau Bassin 71504, Mauritius

Printed at: see last page
ISBN: 978-620-2-44868-0

Edukacja dziewcząt

POTWIERDZENIE

Ta praca naukowa nie zostałaby zrealizowana bez wkładu różnych osób i mentorów akademickich. W tym względzie uznaję intelektualne wskazówki doktora Andrew Anthony'ego Cula, wicekanclerza Uniwersytetu Wszystkich Świętych w Lango, który zachęcił mnie do tego akademickiego dzieła. Twoje zaangażowanie sprawiło, że całe badanie było nie tylko intelektualnie satysfakcjonujące, ale i przyjemne. Serdeczne podziękowania kieruję do pracowników Uniwersytetu Wszystkich Świętych w Lango, a w szczególności do pracowników wydziału nauk społecznych. Szczególne podziękowania kieruję do wszystkich wykładowców Uniwersytetu w Gulu, szkoły wyższej, którzy szkolili mnie w czasie, gdy realizowałem swój drugi stopień magistra sztuki w zakresie administracji publicznej i zarządzania.

Dziękuję również wszystkim respondentom, którzy dostarczyli informacji, na których opiera się to badanie. Są to rodzice i dziewczęta, które porzuciły szkołę, mieszkające w okręgu Lira Sub County w Samorządzie Lokalnym Lira. To z informacji, które przekazali, wynika, że to ja przygotowałem to sprawozdanie.

ABBREVIATIONS

EFA Edukacja dla wszystkich

Technologie informacyjne i komunikacyjne TIK

Organizacja pozarządowa Organizacja pozarządowa

Organizacja Współpracy Gospodarczej i Rozwoju OECD

SDA Siódmy dzień adwentysty

Programy Narodów Zjednoczonych ds. Rozwoju UNDP

UNESCO Organizacja Narodów Zjednoczonych ds. Oświaty, Nauki i Kultury

UNICEF United National Children's Fund

U niwersalna edukacja podstawowa UPE

UŻYTKOWANIE Powszechne Szkolnictwo Średnie

Spis treści

ABSTRACT

Badanie miało na celu określenie postrzegania i postawy rodziców w stosunku do średniego wykształcenia dziewcząt w Lira Sub County. Badanie miało trzy cele: Ocena postrzegania przez rodziców edukacji dziewcząt na poziomie szkoły średniej, poznanie postawy rodziców wobec edukacji dziewcząt na poziomie szkoły średniej oraz poznanie czynników wpływających na postrzeganie i postawy rodziców wobec edukacji dziewcząt na poziomie szkoły średniej. W tym badaniu wykorzystano opisową konstrukcję przekrojową do zbadania problemu badawczego, w której zastosowano zarówno podejście ilościowe, jak i jakościowe. W badaniu tym wylosowano systematyczną próbę losową 396 gospodarstw domowych w hrabstwie Lira, a 10 dodatkowych dziewcząt, które porzuciły szkołę, zostało wybranych celowo, dając całkowitą liczebność próby 406. Dane zostały zebrane i przeanalizowane przy użyciu pakietu Microsoft Excel. Wyniki badania wykazały, że rodzice Lira Sub County trzymają swoje córki w domu, aby uzupełnić dobro rodziny. W badaniu stwierdzono również, że rodzice z negatywnym nastawieniem do edukacji swoich córek uważają, że edukacja jest stratą czasu i pieniędzy. W badaniu stwierdzono również, że rodzice o ograniczonych zasobach nie przywiązują dużej wagi do kształcenia dzieci dziewczynek na poziomie szkoły średniej. To dlatego, że nie mają możliwości zdobycia wystarczającej ilości pieniędzy, aby pomóc im w edukacji córek. W badaniu zalecono, aby rodzice Lira Sub County, którzy trzymają swoje córki w domu w celu uzupełnienia opieki nad rodziną, byli zmobilizowani i uwrażliwieni zarówno przez rząd, jak i organizację pozarządową zajmującą się edukacją dziewczynek. W badaniu zalecono również, aby rodzice z negatywnym nastawieniem do edukacji swoich córek, którzy uważają, że edukacja jest stratą czasu i pieniędzy, byli zachęcani do przyłączenia się do edukacji dorosłych wprowadzonej przez rząd dla niewykształconych rodziców, ponieważ wzmocni to lepsze zrozumienie znaczenia edukacji dziewczynek. W badaniu zalecono również, aby rodzice o ograniczonych zasobach, którzy nie przywiązują dużej wagi do kształcenia dziewczynek na poziomie średnim, byli w pełni usankcjonowani zarówno przez rząd, jak i organizacje pozarządowe zajmujące się kształceniem dziewczynek, a tym bardziej, aby ubóstwo wśród gospodarstw domowych było zwalczane poprzez wzmocnienie pozycji.

ROZDZIAŁ 1
WPROWADZENIE DO BADANIA

1.0 Wprowadzenie

Ta książka jest o szkolnictwie średnim dziecka w Lira Sub -County, Lira District. Skupiła się ona na postrzeganiu i postawie rodziców wobec edukacji ich dziecka na poziomie szkoły średniej. W tym konkretnym rozdziale przedstawiono tło badania, opis problemu, cel badania, cele badania, pytania badawcze oraz znaczenie badania i jego zakres. Badanie określiło postrzeganie i postawy rodziców wobec edukacji dziewcząt w dystrykcie Lira Sub -County Lira.

1.1Tło

Edukacja dziewcząt stała się głównym problemem w większości rozwijających się krajów dzisiejszego świata, szczególnie w Afryce Subsaharyjskiej, gdzie duża liczba młodych dziewcząt nadal nie uczestniczy w edukacji w sposób zadowalający. Edukacja to proces nauczania, szkolenia i uczenia się, zwłaszcza w szkołach, uczelniach i instytucjach, mający na celu doskonalenie wiedzy i rozwijanie umiejętności, które uczą jednej rzeczy (Amone i in., 2013). Chibiko (2009) definiuje to jako proces dostarczania informacji osobie niedoświadczonej, aby pomóc jej w rozwoju fizycznym, psychicznym, społecznym, emocjonalnym, duchowym, politycznym i ekonomicznym.

W skali globalnej, 104 miliony dzieci w wieku 6-11 lat nie uczęszcza co roku do szkoły, 60 milionów to dziewczynki, według UNICEF-u (2007), jak podaje Grace (2010). Prawie 40% z nich mieszka w Afryce Subsaharyjskiej, 35% w Azji Południowej, Organizacja Narodów Zjednoczonych do spraw Oświaty, Nauki i Kultury (UNESCO, 2011). W krajach rozwijających się różnica między chłopcami i dziewczętami, którzy ukończyli szkołę podstawową, wynosi ponad 10%. W Afryce Subsaharyjskiej ponad połowa dziewcząt (54%) nie kończy edukacji na poziomie podstawowym (OECD, 2015). W Ugandzie widoczna jest duża luka na poziomie drugorzędnym, gdzie mężczyźni rejestrują wyższy odsetek (52%) zapisów (UNHS, 2009/10). Badania wykazały, że w systemach edukacyjnych istnieją nierówności między płciami pod względem zapisów do szkół, ich utrzymania, osiągnięć i ukończenia (Ministerstwo Edukacji, 2011).

Osiągnięcia edukacyjne są kluczowym składnikiem sukcesu dzieci w całej ich sferze życia. Na osiągnięcia edukacyjne dziecka silny wpływ mają cechy charakterystyczne dla jego rodziców, takie jak własne osiągnięcia edukacyjne, zasoby ekonomiczne i oczekiwania. Parental attitude and support has a great much of influence on Girls' participation and level of success attained in education, Department of Education in the United States (2004).

Na postawy rodziców i społeczności wobec osiągnięć edukacyjnych wpływają głównie tradycyjne przekonania dotyczące idealnej roli kobiet i dziewcząt w społeczeństwie. Postawa ta bezpośrednio i pośrednio wpływa negatywnie na udział dziewcząt w edukacji w ogóle (Samal, R, 2012). Tradycyjnie jedyne role dostępne dla kobiet to role żon i matek. Kobiety były zatem postrzegane jako opiekunki, a przede wszystkim jako osoby wspierające mężczyzn, którzy pracowali na rzecz rodziny.

W związku z tym, że kobiety były słabsze fizycznie, były również postrzegane jako mniej zdolne i wymagały ochrony i poradnictwa ze strony mężczyzn (Samal, R, 2012). Postawy te dominowały nawet w obecnych czasach, kiedy zmiany społeczno-gospodarcze doprowadziły do zmiany ról, jakie kobiety mają obecnie odgrywać. Zmiany społeczno-gospodarcze sprawiły, że edukacja stała się konieczna nie tylko w celu zapewnienia możliwości zarobkowania, ale także w celu przyczynienia się do poprawy poziomu życia jednostek, rodzin i społeczności (Samal, R, 2012).

Możliwości edukacyjne nie są równomiernie rozłożone pomiędzy obie płcie; chłopiec jest bardziej uprzywilejowany w porównaniu z dziewczynką. Jest to problem ogólnoświatowy, ponieważ zapisy, wyniki, zachowanie i ukończenie obu płci nie są takie same. Wiele afrykańskich społeczeństw ma tendencję do zapewniania chłopcu lepszych perspektyw, a jednocześnie lekceważy dziecko dziewczynki, mimo że istniejące możliwości społeczne, ekonomiczne i polityczne, takie jak edukacja, własność nieruchomości i przywództwo, przyniosłyby korzyści obu płciom, dając im równe szanse, jak stwierdzili Okwakpam i Nnenna (2012). Jednak najlepsze z dostępnych możliwości mają być wykorzystane przez chłopca, tak jak dyktuje to kultura i dlatego dziewczynka przychodzi na drugą opcję (Atekyereza, 2001). W Ugandzie negatywne wartości kulturowe uporczywie negują postęp w edukacji dziewcząt.

Po dziesięciu latach realizacji programu powszechnego szkolnictwa podstawowego (UPE) rząd Ugandy zainicjował program powszechnego szkolnictwa średniego (USE) na poziomie szkoły średniej. Głównym celem programu było rozwiązanie problemu niskiego wskaźnika przejścia ze szkoły podstawowej do średniej, a także rozwiązanie problemu nierówności płci w zapisach do szkół średnich. W wyniku programu USE, GoU przeznaczył w ostatnich latach duże środki na szkolnictwo średnie. Na przykład udział szkolnictwa średniego w ogólnym budżecie na edukację wzrósł z 14% w roku szkolnym 2001/2002 do 21% w roku szkolnym 2010/2011.

Nawet po wprowadzeniu USE, zapisy do szkół średnich pozostały bardzo niskie, zwłaszcza dziewcząt. Tendencje w zapisach do szkół średnich dla dzieci w wieku 13-18 lat w latach 1992-2010 wskazują, że wskaźnik skolaryzacji dziewcząt pozostał niezmieniony po wprowadzeniu USE, natomiast chłopców wzrósł tylko o 3 procent. Na przykład w Narodowym Planie Rozwoju na lata 2010-2015 odnotowano, że tylko jedna trzecia dziewcząt w porównaniu z 50% chłopców kończy szkołę podstawową w wieku 18 lat. Pokazuje to tendencje w zakresie zarówno netto, jak i brutto wskaźników skolaryzacji dzieci w wieku 13-18 lat (UBOS, 1992/1993 i UBOS, 2009/2010). Zapisy netto do szkół pokazują odsetek dzieci w wieku 13-18 lat zapisanych do szkół średnich, podczas gdy wskaźnik brutto zapisywania do szkół średnich pokazuje stosunek wszystkich zapisów do populacji dzieci w wieku 13-18 lat (1992-2010).

Ogólnie rzecz biorąc, dziewczęta w Subregionie Lango są marginalizowane, jeśli chodzi o dostęp, utrzymanie i ukończenie edukacji (Ocitti, 2007: 52). Badanie to miało na celu zbadanie postrzegania i postawy rodziców wobec Girl Child Education w rządowej szkole średniej w Lira Sub County, Lira District w północnej Ugandzie.

1.2 Oświadczenie o problemie

W powiecie Lira istnieje bardzo duża różnica między udziałem chłopców i dziewcząt w kształceniu średnim. To obecne poważne negatywne skutki, takie jak wysoki wskaźnik wczesnej ciąży ze wszystkimi związanymi z nią zagrożeniami, takimi jak utrudniona praca, śmierć matki i niemowlęcia, niedożywienie dzieci i matek oraz prostytucja młodych dorosłych, narażając tym samym młode dziewczęta na ryzyko infekcji nastolatek (Sedgh, Finer,

Bankole, Eilers, & Singh, 2015). Łącznie 41% urodzeń wśród kobiet w wieku od 15 do 19 lat jest zgłaszanych jako błędne lub zupełnie niechciane (UBOS i ICF International, 2012). Ciężarna młodzież zmaga się z poważnymi trudnościami społeczno-ekonomicznymi, wewnętrznymi i relacyjnymi (Atuyambe, Mirembe, Johansson, Kirumira i Faxelid, 2005).

Pomimo wysiłków podejmowanych przez rząd i inne zainteresowane strony na rzecz zwiększenia liczby dziewcząt i chłopców zapisywanych do szkół na różnych poziomach, w tym do szkół średnich, takich jak Powszechna Edukacja Średnia (USE), Akcja Popierająca (UNICEF, 2014), Kampania "Go-Back-to-School", Narodowa Strategia Edukacji Dziewcząt (NSGE) i Program Promocji Edukacji Dziewcząt (PGE) oraz program Równość w Klasie (EIC), liczba dziewcząt zapisywanych do szkół średnich jest nadal bardzo niska. Badania przeprowadzone zarówno w Ugandzie, jak i poza jej granicami pokazują, że niski udział dziewcząt w kształceniu średnim jest związany z postrzeganiem rodziców, postawami i czynnikami kulturowymi (Samal, R, 2012).

1.3 Cel badania

1.3.1 Główny cel badania

Głównym celem badań było określenie postrzegania i postawy rodziców w stosunku do średniego wykształcenia dziewcząt w Lira Sub County.

1.3.2 Cele szczegółowe

Szczegółowe cele badania były następujące:

Ocena postrzegania rodziców w odniesieniu do kształcenia dziecka płci żeńskiej na poziomie szkoły średniej.

Aby dowiedzieć się, jakie jest nastawienie rodziców do kształcenia dziewczynek w szkole średniej.

Zapoznanie się z czynnikami wpływającymi na postrzeganie i postawy rodziców w odniesieniu do kształcenia średniego dziewcząt.

1.4 Pytania badawcze

Jakie są poglądy rodziców na temat kształcenia dziecka dziewczynki na poziomie szkoły średniej?

Jaki stosunek mają rodzice do wykształcenia średniego dziewczynek?

Jakie czynniki wpływają na postrzeganie i nastawienie rodziców do kształcenia średniego dziewcząt?

1.5 Uzasadnienie

Nauka ta jest uzasadniona, ponieważ wiele dziewcząt jest nadal zamkniętych w szkole średniej ze względu na kulturę ich rodziców. Istnieje więc potrzeba uwrażliwienia rodziców na znaczenie edukacji dziewcząt w szkołach średnich, aby mogli zmienić swoje nastawienie i zacząć wspierać je tak samo jak chłopców.

1.6 Znaczenie badania

Wyniki tego badania pomogą rodzicom i innym zainteresowanym stronom zmienić swoje postrzeganie i postawy wobec edukacji dzieci dziewcząt.

Decydenci polityczni wykorzystają wyniki tych badań do zdecydowanego wdrożenia polityki wspierającej edukację dziewcząt w szkołach średnich.

Wyniki tego badania zostaną wykorzystane jako użyteczne narzędzia w rozwiązywaniu problemów, które wpływają na edukację dziewcząt nie tylko w Lira Sub County, ale w całej Ugandzie i czarnej Afryce.

1.7 Zakres badań

1.7.1 Zakres treści

Badanie koncentrowało się na postrzeganiu rodziców w odniesieniu do kształcenia dziecka płci żeńskiej na poziomie szkoły średniej, w celu poznania postawy rodziców wobec kształcenia dziecka płci żeńskiej na poziomie szkoły średniej oraz czynników wpływających na postrzeganie i postawy rodziców wobec kształcenia dziecka płci żeńskiej na poziomie szkoły średniej.

1.7.2 Zakres geograficzny

Badanie zostało przeprowadzone w Lira Sub County w Erute South, w okręgu Lira. Graniczy z hrabstwem Lira na północy, Bala na zachodzie i Adekokwok na południu.

1.7.3 Zakres czasowy

Badanie obejmowało okres trzech miesięcy, czyli od lutego do maja 2018 roku. W związku z tym badanie objęło okres siedmiu lat, czyli (2010-2017). Lata 2010-2017 zostały wybrane ze względu na wiele kwestii dotyczących wpływu kultury na edukację dziewcząt w obszarze studiów.

1.7 Ramowa praca koncepcyjna

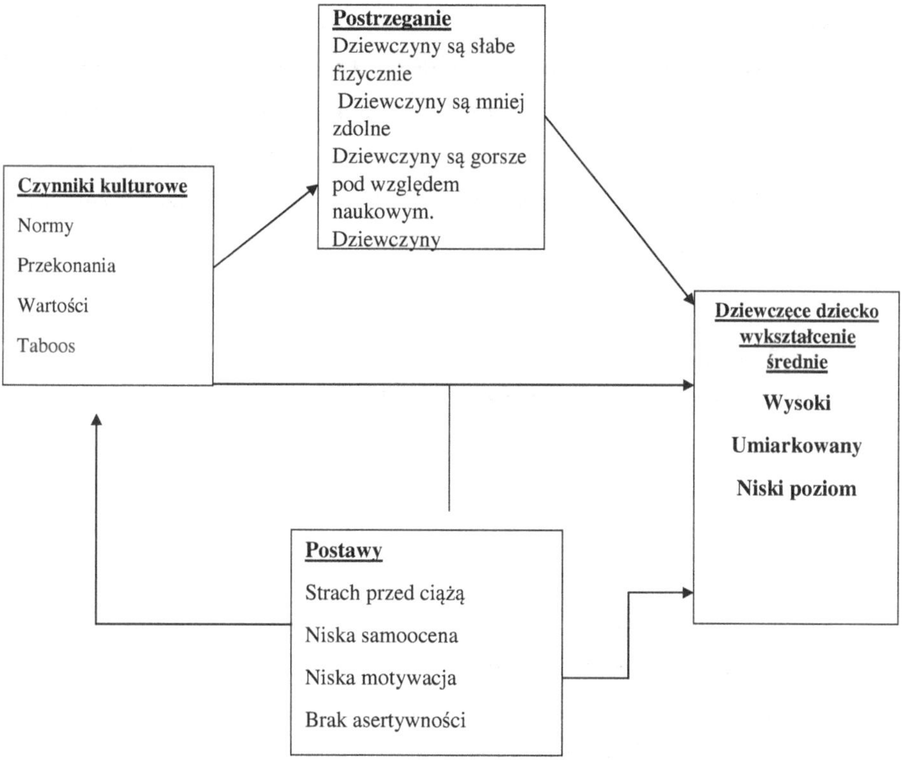

Źródło: Badacz (2018)

Ramy te stawiają hipotezę, że osiągnięcia edukacyjne są kluczowym składnikiem sukcesu dzieci w całej ich sferze życia. Na uczestnictwo dziecka w kształceniu średnim duży wpływ mają cechy charakterystyczne dla jego rodziców, takie jak normy, przekonania i wartości, w tym tabu. Postawa i wsparcie rodziców ma również duży wpływ na udział dziewcząt i poziom osiąganych sukcesów w edukacji (Departament Edukacji w Stanach Zjednoczonych, 2004).

Na postawy rodziców i społeczności wpływają głównie tradycyjne przekonania dotyczące idealnej roli kobiet i dziewcząt w społeczeństwie. Postawa ta bezpośrednio i pośrednio wpływa negatywnie na udział dziewcząt w edukacji w ogóle (Samal, R, 2012). Tradycyjnie jedyne role dostępne dla kobiet to role żon i matek. Kobiety były zatem postrzegane jako opiekunki, a przede wszystkim jako osoby wspierające mężczyzn, którzy pracowali na rzecz rodziny.

1.8 Operacyjna definicja terminu

Postawa: korzystne i niekorzystne odczucia rodziców wobec edukacji dziewczynek.

Pozytywne nastawienie: zgodzić się lub zdecydowanie zgodzić się na edukację dziewczynek.

Negatywne nastawienie: nie zgadzają się lub zdecydowanie nie zgadzają się na edukację dziewczynek.

Edukacja: proces uczenia się i rozwijania siły wiedzy

Rodzice: Matki lub ojcowie, którzy mają dziewczynki w wieku od 7 do 18 lat.

Dziewczynka dziecko: Dziewczynka w tym badaniu oznacza te dziewczyny, których wiek wynosi od 7 do 18 lat.

Edukacja dziewczyny dziecka: Termin ten oznacza wysłanie córki do szkoły na naukę przez matkę lub ojca.

ROZDZIAŁ II
PRZEGLĄD LITERATURY

2.0 Wprowadzenie

W tym rozdziale przedstawiono powiązane literatury na temat postrzegania rodziców w odniesieniu do kształcenia dziecka płci żeńskiej, zbadania postrzegania rodziców w odniesieniu do kształcenia dziecka płci żeńskiej, poznania postawy rodziców w odniesieniu do kształcenia dziecka płci żeńskiej na poziomie szkoły średniej, poznania czynników wpływających na postrzeganie i postawy rodziców w odniesieniu do kształcenia dziecka płci żeńskiej na poziomie szkoły średniej oraz tego, jak na dzieci płci żeńskiej wpływają postawy rodziców wobec ich edukacji. W tej sekcji wykorzystano takie źródła jak podręczniki, czasopisma, publikacje badawcze i internet.

2.1 Edukacja dziewcząt

Termin "dziewczyna-dziecko" odnosi się do kobiety w wieku 6-18 lat (Mukhtar i in., 2011). Krajowa Polityka Opieki nad Dziećmi (1989), cytowana przez Adę (2001), definiuje dziewczynkę jako kobietę poniżej 14 roku życia. Offorma (2009) określa ją jako biologiczne samice potomstwa od urodzenia do osiemnastego (18) roku życia. Okres ten składa się z okresu niemowlęctwa, dzieciństwa, wczesnego i późnego dorastania. Dziewczynka jest postrzegana jako młoda kobieta, która w końcu wyrosła na kobietę i wyszła za mąż. Apartheid płciowy stawia dziewczynkę w niekorzystnej sytuacji, gdzie jej potencjał jest tłumiony, a samorealizacja nie jest osiągana. Dlatego staje się ofiarą istniejącego wcześniej społeczno-kulturowego męskiego szowinizmu. Ponadto, ze względu na płeć, dzieci dziewcząt są poddawane wszelkim formom ucisku, wykorzystywania i dyskryminacji.

Z drugiej strony, edukacja dziewcząt jest procesem, poprzez który dziewczęta stają się funkcjonalnymi członkami jej społeczeństwa (Iwalaiye, Abah, Johnson, Giwa& Ali, 2016). Jest to proces, poprzez który dziewczyna-dziecko zdobywa wiedzę i uświadamia sobie swoje możliwości i wykorzystuje je do samorealizacji, aby być użytecznym dla niej i innych. Jest to sposób na zachowanie, przekazywanie i doskonalenie kultury społeczeństwa. W każdym społeczeństwie edukacja kojarzy się z nabywaniem czegoś dobrego, czegoś wartościowego (Ocho, 2005).

Edukacja dziewcząt i dzieci nie jest łatwa, ponieważ zazwyczaj ogłasza się, że wiele przeszkód stoi na przeszkodzie dziewczynie - dziecku (Kasomo, 2009). Prawa dziewczynek są zawsze odmawiane, a odmowa ta prowadzi do braku dostępu do edukacji, co skutkuje pracą dzieci, która pozbawia je potencjału dzieciństwa, godności i radości. Zgadza się to z Bolaji (2007), która zauważyła, że w wielu częściach Nigerii, zwłaszcza w stanach północnych, takich jak Katsina, Kano, Bauchi i Jigawa, AkwaIbom, nadal istnieje nierówność płci pod względem dostępu do edukacji. Po Bolaji (2007), Osinulu (1994) opłakiwało, że dziecko jest dyskryminowane pod względem wykształcenia i wcześnie zawiera małżeństwo, odmawiając mu tym samym kompetencji niezbędnych do rozwoju społeczności. Skutkiem takiej dyskryminacji jest ubóstwo, a jedynym kluczem do położenia kresu ubóstwu wśród kobiet - mężczyzn, jako całości, jest edukacja dziewczynek (Kasomo, 2009). Według Ahmada i Najeemah (2013) jednym z najważniejszych narzędzi dostępnych w celu wzmocnienia pozycji kobiet w rodzinie i społeczeństwie jest edukacja, ponieważ zawiera ona kaskadę świadczeń.

Po 10 latach wdrażania programu Powszechnego Szkolnictwa Podstawowego (UPE) rząd Ugandy zainicjował program Powszechnego Szkolnictwa Średniego (USE) w celu rozwiązania problemu niskiego wskaźnika przejścia ze szkoły podstawowej do średniej. Ponadto USE miało zająć się kwestią nierówności płci w zapisach do szkół średnich. Na przykład w Narodowym Planie Rozwoju na lata 2010-2015 odnotowano, że tylko jedna trzecia dziewcząt, które ukończyły szkołę podstawową, do 18. roku życia nadal uczęszcza do szkoły, w porównaniu z 50% dla chłopców. W wyniku programu USE, GoU przeznaczył w ostatnich latach duże środki na szkolnictwo średnie. Na przykład udział szkolnictwa średniego w ogólnym budżecie na edukację wzrósł z 14% w roku szkolnym 2001/2002 do 21% w roku szkolnym 2010/2011.

Pomimo udanego wprowadzenia w 2007 r. programu powszechnego kształcenia średniego (USE), ogólna liczba uczniów szkół średnich nadal pozostaje bardzo niska, szczególnie wśród dziewcząt. Tendencje w zapisach do szkół średnich dla dzieci w wieku 13-18 lat w latach 1992-2010 wskazują, że wskaźnik skolaryzacji dziewcząt pozostał niezmieniony po wprowadzeniu USE, podczas gdy wskaźnik skolaryzacji chłopców wzrósł jedynie o 3 procent.

Odsetek ten pokazuje tendencje w zakresie zarówno netto, jak i brutto wskaźników skolaryzacji dzieci w wieku 13-18 lat na podstawie przekrojowego Uganda National Household Survey (UNHS) przeprowadzonego przez Ugandański Urząd Statystyczny w latach 1992/1993 i 2009/2010. Zapisy netto do szkół pokazują odsetek dzieci w wieku 13-18 lat zapisanych do szkół ponadpodstawowych, natomiast wskaźnik brutto zapisów pokazuje stosunek wszystkich zapisów do populacji dzieci w wieku 13-18 lat. Wykres pokazuje także pogłębiające się nierówności między płciami w uczęszczaniu do szkół średnich; większy odsetek chłopców niż dziewcząt uczęszcza do szkół średnich nawet po wprowadzeniu programu USE.

2.2 Postrzeganie rodziców w stosunku do Girl Child Secondary Education

Chociaż tradycyjna rola dzieci i kobiet nadal utrzymuje się w kilku sferach, zaczynają się zmiany w postrzeganiu przez rodziców wartości córek i statusu kobiet w społeczeństwie Lango. Te zmieniające się postrzeganie zmienia nastawienie rodziców do dzieci dziewczynek w ogóle, a do edukacji dziewczynek w szczególności. Edukacja była jednym z głównych obszarów, w którym dziewczęta systematycznie znajdowały się w bardziej niekorzystnej sytuacji niż chłopcy, po prostu z powodu dyskryminacji ze względu na płeć, która często zaczyna się na najwcześniejszych etapach życia (Organizacja Narodów Zjednoczonych, 1994). Tradycyjne przekonania i praktyki często leżą u podstaw tej różnicy między płciami. Dziewczyny są trzymane w domu, aby uzupełnić opiekę nad rodziną poprzez pracę i opiekę nad rodzeństwem i domem (Muller, 2000).

Poza tym w wielu krajach rozwijających się córki są wycofywane ze szkół w okresie dojrzewania w obawie przed niechcianą ciążą i wcześnie wychodzą za mąż za mężów, których niekoniecznie chcą (Muller, 2000). Ta dyskryminacja ze względu na płeć w edukacji nie ogranicza się do mniej rozwiniętych krajów Afryki. W niektórych częściach Azji, podobnie jak w Chinach, ciągłemu i szybkiemu wzrostowi gospodarczemu nie towarzyszy dramatyczna zmiana tradycyjnej wartości, a wielu chłopów nadal preferuje wartość syna. Na przykład, wykorzystując dane ze spisu powszechnego i opierając się na etnograficznych badaniach terenowych w Pekinie i jego przedmieściach, Wang (2005) zbadał możliwości edukacyjne dzieci i zauważył, że utrzymująca się wartość preferencji syna, oparta na tradycyjnych poglądach i postrzeganych zwrotach finansowych dla rodzin, prowadzi do niższych osiągnięć edukacyjnych córek. Dotyczyło to w szczególności obszarów wiejskich w Chinach. Jednak, jak twierdzi Progress of Nations (UNICEF, 1994):

Istnieje powszechna zgoda co do tego, że edukacja dziewcząt jest jedną z najważniejszych inwestycji, jakie każdy kraj rozwijający się może poczynić w swojej własnej przyszłości. W dłuższej perspektywie, prawie każdy inny aspekt postępu, od żywienia do planowania rodziny, od zdrowia dziecka do praw kobiet, jest głęboko dotknięty przez to, czy naród kształci swoje dziewczęta, czy nie.

Wiele powodów przemawia za preferencyjnym traktowaniem chłopców w stosunku do dziewcząt. Po pierwsze, synowie są zazwyczaj odpowiedzialni za wspieranie rodziców na starość. W ten sposób edukacja synów staje się bardziej atrakcyjna dla rodziców. W związku z tym koszty edukacji, zarówno koszty bezpośrednie (np. czesne, książki, mundurki itp.), jak i koszty utraconych możliwości (np. utrata pomocy domowej, a w niektórych przypadkach wynagrodzenia) są łatwiej absorbowane przez synów niż córki (Hadden i Londyn, 1996). Po drugie, myśl, że dziewczęta po ślubie dołączają do rodziny męża i zabierają ze sobą korzyści płynące z edukacji, sprawia, że rodzice mają niewielką motywację do ponoszenia kosztów kształcenia swoich córek (Hill and King, 1993; Bellew i in., 1992; Herz i in., 1991; Mensch i Lloyd, 1997, Edewor, 2001). Te ograniczenia w edukacji kobiet funkcjonują niemal wyłącznie na poziomie gospodarstw domowych (Haddenand Londyn, 1996).

Hadden i Londyn (1996), badając demograficzne, podstawowe potrzeby i korzyści ekonomiczne związane z kształceniem dziewcząt w krajach trzeciego świata, zauważyły, że zarówno chłopcy, jak i dziewczęta muszą mieć równy dostęp do edukacji na poziomie podstawowym i średnim, jeśli edukacja ma mieć pożądany depresyjny wpływ na płodność. Podobne spostrzeżenie poczynili również w odniesieniu do zdrowia i śmiertelności. Edukacja podstawowa i średnia chłopców i dziewcząt miała wpływ na zmniejszenie śmiertelności, a co za tym idzie - na poprawę zdrowia. Edukacja dziewcząt miała najsilniejszy wpływ na śmiertelność niemowląt i dzieci. Nie jest to zaskakujące, ponieważ kobiety zazwyczaj mają najbardziej bezpośrednią odpowiedzialność nad niemowlętami i dziećmi.

Śmiertelność niemowląt i dzieci najbardziej zmniejszyła się w państwach, w których zarówno chłopcy, jak i dziewczęta mają podobny wskaźnik skolaryzacji w szkołach podstawowych i średnich, ale w państwach, w których skolaryzacja dziewcząt była niższa niż chłopców, wskaźniki te zostały utracone lub zmniejszone. Hadden i Londyn (1996) doszli do wniosku, że w krajach trzeciego świata edukacja w ogóle, a dziewczęta". W szczególności edukacja ma szeroki zakres korzystnych skutków dla wzorców rozwoju demograficznego, społecznego i gospodarczego narodów.
Pomimo tych korzyści płynących z edukacji dziewcząt, w większości tradycyjnych afrykańskich społeczeństw, w tym w społeczeństwie Lango w Ugandzie, zawsze preferowano edukację chłopców. Jednak rodzice zaczynają być świadomi korzyści płynących z córek i tym samym zmieniają swoje postrzeganie wartości edukacji córek i dziewczynek. Jeśli chodzi o Lira Sub County w okręgu Lira, nie ma wystarczających informacji na temat postrzegania przez rodziców Girl Child Secondary Education i na podstawie tego badania, badacz stara się ustalić takie informacje.

2.3 Postawy rodziców wobec edukacji dziewcząt

Postawa jest pojęciem, które wynika z próby uwzględnienia zaobserwowanych prawidłowości w zachowaniach poszczególnych osób, których jakość oceniana jest na podstawie zaobserwowanych reakcji ewaluacyjnych, jakie zwykle się podejmuje. Jednostka może wykazać pozytywny lub negatywny stosunek do konkretnego przedmiotu, podmiotu lub idei (Kendall, 2005). Kind et al. (2007) postrzegali postawę jako posiadającą różne elementy składowe, na które składają się elementy poznawcze (wiedza, przekonania i idee); afektywne (uczucie, lubię, nie lubię) i behawioralne (tendencja do działania).

Stosunek, jaki ma się do przedmiotu, skłania do osądu, czy przedmiot jest dobry czy zły i szkodliwy czy korzystny, przyjemny czy nieprzyjemny ważny czy nieistotny, Crano & Prislin (2006). Epstein (1995) zidentyfikował sześć postaw rodzicielskich wobec edukacji dziewcząt. Są to rodzicielstwo w ogóle, komunikacja, wolontariat, nauka w domu, podejmowanie decyzji i współpraca ze szkołą. Według niego, te postawy rodzicielskie bez wątpienia stymulują w szkole dziecka Girl i wpływają na jego osiągnięcia w nauce. Ze względu na duży wpływ postawy na dążenia edukacyjne, warto zidentyfikować determinanty postawy wobec konkretnego przedmiotu, podmiotu lub idei, których naczelnymi są czynniki dziedziczne, ciało, państwo, bezpośrednie doświadczenie i komunikacja. Czynniki dziedziczne (czyli dziedziczenie po rodzicach) stanowią podstawę wszystkich działań człowieka, w tym rozwoju postawy i nauki. Czasami nieświadomie rodzice i opiekunowie poprzez komunikację niewerbalną przekazują dzieciom swój strach, lubię i nie lubię poprzez ruchy ciała i mimikę twarzy (Kendall, 2005).

Parental attitude and support has a great much of influence on Girls' participation and level of success attained in education, Department of Education in the United States (2004). Na postawy rodziców i społeczności wobec osiągnięć edukacyjnych wpływają głównie tradycyjne przekonania dotyczące idealnej roli kobiet i dziewcząt w społeczeństwie. Postawa ta bezpośrednio i pośrednio wpływa negatywnie na udział dziewcząt w edukacji w ogóle (Samal, R, 2012). Tradycyjnie jedyne role dostępne dla kobiet to role żon i matek. Kobiety były zatem postrzegane jako opiekunki, a przede wszystkim jako osoby wspierające mężczyzn, którzy pracowali na rzecz rodziny.

W związku z tym, że kobiety były słabsze fizycznie, były również postrzegane jako mniej zdolne i wymagały ochrony i poradnictwa ze strony mężczyzn (Samal, R, 2012). Postawy te dominowały nawet w obecnych czasach, kiedy zmiany społeczno-gospodarcze doprowadziły do zmiany ról, jakie kobiety mają obecnie odgrywać. Zmiany społeczno-gospodarcze sprawiły, że edukacja stała się konieczna nie tylko w celu zapewnienia możliwości zarobkowania, ale także w celu przyczynienia się do poprawy poziomu życia jednostek, rodzin i społeczności (Samal, R, 2012).

Według Departamentu Edukacji w Stanach Zjednoczonych (2004) rodzicielskie podejście do edukacji dziewcząt polega na uczestnictwie rodziców w regularnej, dwukierunkowej i znaczącej komunikacji, obejmującej naukę akademicką ucznia i inne zajęcia szkolne, w tym na zapewnieniu, by rodzice odgrywali integralną rolę w pomaganiu dziecku w nauce; by rodzice byli zachęcani do aktywnego zaangażowania się w edukację swoich dziewcząt w szkole; by rodzice byli pełnoprawnymi partnerami w edukacji swojego dziecka i byli włączeni, w stosownych przypadkach, w proces podejmowania decyzji oraz w komitety doradcze pomagające w edukacji ich dziecka.

Postawy rodzicielskie dotyczące wartości kształcenia mogą decydować o tym, czy niektóre, żadne lub wszystkie dzieci w wieku szkolnym - dziewczęce w gospodarstwie domowym - są zapisywane do szkoły i ile formalnego wykształcenia osiągną w przyszłości. Postawy, przekonania i percepcja rodziców w odniesieniu do edukacji dziewcząt są w pewnym stopniu ważnymi czynnikami determinującymi perspektywy edukacyjne dziecka (Samal, 2012). Dyskryminacyjna postawa wobec edukacji dzieci dziewcząt występuje we wszystkich warstwach społeczeństwa bogatych lub biednych i ma różne formy przejawów, ale jest bardziej widoczna zwłaszcza w rodzinach dotkniętych ubóstwem, rodzinach znajdujących się w trudnej sytuacji finansowej i w społecznościach wiejskich. Dziewczyna jest stworzona, aby pasować do określonej kulturowo roli - czy to w domu, czy na zewnątrz. Tradycje przedstawiały dziewczynki jako mniej ważne od chłopców, mniej zasługujące na podstawową jakość życia i edukacji. Niektóre z tych wstecznych tradycji stały się tak głęboko zinternalizowane, że stały się symbolem tego, co nieprawdziwe i nienaturalne, a same Dziewczyny często popierają swój własny status drugiej klasy (Kind, i in. 2007). Badania te mają na celu wypełnienie luk w wiedzy, a tym samym pomoc w opracowaniu celowych kierunków działań, które ułatwią usunięcie barier w rozwoju społeczno-edukacyjnym dziecka płci żeńskiej.

Badanie przeprowadzone przez United Nations Development Programme (2007) na temat edukacji dzieci dziewcząt wykazało, że jednym z czynników wpływających na postawy rodziców wobec edukacji dziewcząt w Afryce Subsaharyjskiej jest niezwykle wysoki poziom analfabetyzmu dziewcząt. Strach przed ciążą jest kolejnym czynnikiem, co do którego stwierdzono, że wpływa na postawy kobiet wobec edukacji dziewcząt. Anderson-Levitt (1994) & Palm (1993) poinformowali, że córki są wycofywane ze szkoły przez rodziców, zwłaszcza samotne matki, gdy zbliżają się do okresu dojrzewania z obawy przed zapłodnieniem. Odległość między domem a szkołą oraz energia potrzebna do dojazdów do pracy są bardzo dobrymi wyznacznikami tego, dlaczego dziewczynki nie chodzą do szkoły.

2.4 Czynniki wpływające na postrzeganie i postawę rodziców wobec edukacji dziewcząt

Jane Butigah Atayi (2008) zauważyła, że zapotrzebowanie rodziców na edukację córek jest niskie, co odzwierciedla zarówno normy kulturowe, jak i pracę dziewczynek w domu i wokół niego. Sytuację pogarsza kulturowe postrzeganie dziewcząt jako opiekunów dzieci, materiał do małżeństwa i obciążenie dla rodziny. Niektórzy rodzice w wielu kulturach zdecydowali, że wykształcenie nie jest opłacalne dla ich córek, które wprowadzą się do rodzin swoich mężów, gdy wyjdą za mąż, i że wzrost produktywności lub dochodów z tytułu wykształcenia przypadnie raczej rodzinom zięciów niż im. W innych społeczeństwach rodzice kształcą swoje córki tylko z myślą o wysokiej cenie za oblubienicę, ponieważ im większe wykształcenie ma dziewczyna, tym wyższa jest cena za oblubienicę.

Rodzice z wykształceniem literackim i akademickim częściej niż analfabeci i tradycyjnie wykształceni rodzice zapisują swoje córki do szkoły; jednocześnie regiony o najwyższym odsetku tradycji i kultur, a także najwyższy odsetek analfabetów wśród dorosłych, są więc regionami o największych różnicach między płciami". Ponadto udokumentowano, że 36 procent dzieci, których matki nie mają wykształcenia, jest poza szkołą, w porównaniu z 16 procentami dzieci matek z wykształceniem w Ugandzie (Atayi 2008).

Badania demograficzne w krajach rozwijających się pokazują, że znaczny odsetek dziewcząt wychodzi za mąż przed piętnastym rokiem życia i, z bardzo nielicznymi wyjątkami, małżeństwo kończy szkołę. Prowadząc badania na temat barier uniemożliwiających dziewczętom naukę w szkole podstawowej w Dystrykcie Arua (Uganda) Atayi powiedział dalej, że "Chociaż ciąże u nastolatek znacznie spadły z 43% w 1995 roku do obecnego poziomu 31%, Uganda ma najwyższy wskaźnik ciąż u nastolatek w Afryce na południe od Sahary i te ciężarne nastolatki zazwyczaj porzucają szkołę albo same, albo szkoła zmusza je do tego, podczas gdy inni są zmuszeni do wczesnego małżeństwa. Dodaje to błędnego koła matczynego analfabetyzmu - zmniejszając szanse na kształcenie córek". Inne badania pokazują również, że analfabetyzm macierzyński jest znacznie bardziej znaczącym czynnikiem niż analfabetyzm ojcowski w pozbawianiu dziewcząt edukacji szkolnej (Challender, 2005, Chimombo, 2005:133-134, UNESCO 2005b, W.B.2003).

W wielu krajach tradycyjne praktyki kulturowe silnie wpływają na zapisy dziewcząt. Tam, gdzie zasoby rodzinne są ograniczone, rodziny mają tendencję do nadawania najwyższego priorytetu edukacji chłopców, uznając ich za przyszłych głów gospodarstw domowych. Tam, gdzie dziewczyny są zapisywane, często napotykają na o wiele więcej barier w nauce niż chłopcy. Na przykład, biorąc pod uwagę niedostatek odpowiednich ośrodków opieki dziennej w dużej części krajów rozwijających się i wysoki poziom uczestnictwa kobiet w nieformalnych i formalnych rynkach pracy, nierzadko zdarza się, że młode dziewczęta muszą zabierać ze sobą do szkoły młodsze rodzeństwo, co zakłóca nie tylko ich własne studia, ale także studia innych dzieci (Leach 2003:75).

Co więcej, badania wykazały, że średnio dziewczęta mają znacznie mniej czasu po szkole na naukę. Zazwyczaj muszą wykonywać wiele prac domowych, w tym gotowanie, sprzątanie, a nawet pełnienie funkcji głównego opiekuna młodszego rodzeństwa - obowiązków, których od chłopców praktycznie nigdy się nie oczekuje (M. Ward, & Penny, A 2003). Badanie to wykazało, że te konkurujące ze sobą wymagania dotyczące czasu pracy dziewcząt przełożyły się na stosunkowo gorsze wyniki w nauce niż ich męskich odpowiedników, co często prowadziło do wysokiego wskaźnika powtarzalności i ostatecznie wyższego odsetka osób przedwcześnie kończących naukę. Ponadto, normy społeczno-kulturowe propagujące wczesne małżeństwa i porody skracają, jeśli nie uniemożliwiają, edukację dziewcząt w wielu krajach. W wielu krajach dziewczętom, które zaszły w ciążę (poza małżeństwem) nie wolno wracać do szkoły, chociaż ojcowie takich dzieci nie ponoszą takich samych kosztów. Biorąc pod uwagę, że co piąta ciąża w Afryce zachodzi wśród nastolatek w wieku 13-19 lat oraz że ponad 50 procent dziewcząt jest zamężna przed 18 rokiem życia, normy te stają się poważną przeszkodą na drodze dziewcząt do edukacji.

2.5 Pojawiające się luki w literaturze

Chociaż kilku badaczy przeprowadziło szereg badań na temat postrzegania i postawy rodziców wobec edukacji dziewcząt, w różnych częściach Ugandy i całego świata, należy zauważyć, że większość tych badań, jeśli nie wszystkie, zostały przeprowadzone w różnych miejscach w Ugandzie i na całym świecie, ale bardzo niewiele literatury jest dostępnej dla starszych szkół średnich w Lira Sub County, Lira District, stąd potrzeba przeprowadzenia badań na ten temat.

ROZDZIAŁ TRZY
METODYKA BADAWCZA

3.0. Wprowadzenie

W rozdziale tym ujęto następujące aspekty: plan badania, obszar badań, populację objętą badaniem, metody i narzędzia gromadzenia danych, wielkość próby, technikę pobierania próbek, procedury gromadzenia danych, wprowadzanie i analizę danych, zarządzanie danymi i kwestie etyczne podczas gromadzenia danych oraz ograniczenia i granice badań.

3.1 Projekt badawczy

W tym badaniu wykorzystano opisową konstrukcję przekrojową do zbadania problemu badawczego, w której zastosowano zarówno podejście ilościowe, jak i jakościowe. Według Robsona, cytowanego przez Saundersa i in. (1997), w podejściu badawczym rozważano zdolność do generowania odpowiedzi na takie pytania, jak co, a także na pytania, które należy uwzględnić w badaniu.

3.2 Obszar badań i populacja badawcza

3.2.1 Obszar badań

Badanie zostało przeprowadzone w Lira Sub County w Erute South, w okręgu Lira. Graniczy z hrabstwem Lira na północy, Bala na zachodzie, Adekokwok na południu.

3.2.2 Studia Ludność

Ludność ucząca się była głównie rodzicami dziewcząt z hrabstwa Lira w dystrykcie Lira i kilku dziewcząt, które porzuciły naukę w szkole średniej. Według

Mugenda & Mugenda (2003) populacja to cała grupa osób, zdarzeń lub obiektów o pewnych wspólnych cechach obserwowalnych.

3.3 Procedury amplitunowania S

3.3.1 Określenie wielkości próbki

Próbkowanie jest techniką badawczą stosowaną do wyboru określonej liczby podmiotów z populacji docelowej jako przedstawicieli tej populacji. W tym badaniu pobrano próbę z gospodarstw domowych w Lira Sub County, Lira District. Zgodnie z NPHC (2014), w Podhrabstwie Lira całkowita liczba ludności wynosi 35512, co daje średnią 6 576 gospodarstw domowych z szacowanym wskaźnikiem dzietności 5,4. Wielkość próbki była odpowiednia i zgodna z zasadą Roscoe, że wielkość próbki większa niż 30 i mniejsza niż 500 jest odpowiednia. Wielkość próbki została określona przy użyciu wzoru Krejcie & Morgan (1970), jak pokazano poniżej.

n= (N/1+Ne2)

Gdzie e=0,05

N=6,576 gospodarstw domowych

Zatem n= (6,576/1+6,576x0,052)

N= 6,576/17.44

N=377

Zapewnienie 5% braku odpowiedzi (19) daje 396

Dodatkowo wybrano 10 dziewcząt, które opuściły szkołę, co daje całkowitą wielkość próby 406

3.3.2 Techniki pobierania próbek

W przypadku rodziców w gospodarstwach domowych stosowano systematyczne losowanie. Wykorzystując ustaloną wielkość próby, wykorzystuje się przedział

Kth, tj. 6,576/396, aby dać 17 gospodarstw domowych. Oznaczało to, że liczby losowe od 0 do 17 zostały zrolowane w tabeli i pierwsza liczba została wybrana losowo. Następnie badacz przeszedł do gospodarstwa domowego Kth, które było powtarzane do momentu, gdy wszystkie 396 gospodarstw domowych zostało objętych próbą. Badacz celowo wybrał 10 dziewcząt, które przerwały naukę w szkole średniej, aby dostarczyć dogłębnych informacji na temat ich gadżetów i powodów podanych przez rodziców, dla których nie przyjęły ich do szkoły średniej.

3.4 Metody i instrumenty gromadzenia danych

3.4.1 Kwestionariusze sondażowe

W badaniu wykorzystano ankiety z samodzielnie prowadzonych ankiet zamkniętych, które zostały podane rodzicom. Wykorzystano kwestionariusze strukturalne, ponieważ były one w stanie wygenerować ilościowe informacje na temat postrzegania i postawy rodziców. Zapewniły one również wysoki poziom reakcji ze strony rodziców.

3.4.2 Wywiad pogłębiony w

Badacz wykorzystał przewodnik po wywiadzie do przeprowadzania wywiadów nieustrukturyzowanych, aby ułatwić przeprowadzenie wywiadu pogłębionego. Jest to metoda odpowiednia dla badań, ponieważ jest elastyczna i ma tę zaletę, że pomaga badaczowi w pozyskiwaniu konkretnych informacji od osób, z którymi przeprowadzono wywiad. Metoda ta daje również badaczce pełną swobodę zadawania pytań w dowolny sposób. Umożliwia również i ułatwia interakcję w sprawach kontrowersyjnych z kluczowymi informatorami w ważnych kwestiach, które nie zostały poruszone w kwestionariuszu.

3.4.3 Obserwacja

Metoda ta dała badaczce wskazówki do obserwacji i przedstawienia sytuacji dziewcząt, które porzuciły szkołę średnią w Lira Sub County. Badacze porównali informacje, które zostały wygenerowane za pomocą innych metod. Metoda ta jest wymowna, ponieważ dane składały się ze szczegółowych opisów zachowań uczestników i pełnego zakresu ludzkich interakcji.

3.5 Procedura badawcza

Po uzyskaniu listu wprowadzającego od Wydziału Nauk o Zarządzaniu Uniwersytetu w Lira, a także pozwolenia od władz Okręgu Lira przed skontaktowaniem się z respondentami. Następnie badacz skontaktował się z różnymi respondentami, aby zrozumieć ich tabele czasowe, a następnie umówił się na spotkanie z nimi w celu dostarczenia kwestionariuszy w dogodnych dla nich miejscach. Badacz osobiście dostarczył je respondentom, aby zapewnić maksymalny monitoring i reakcję.

3.6 Analiza danych.

Surowe dane były generowane i analizowane automatycznie przy użyciu programu Microsoft Exceli pakietu statystycznego dla nauk społecznych (SPSS). Dane surowe zostały przetworzone i sprawdzone pod kątem kompletności, korekty błędów, uporządkowane i zredagowane, wprowadzone do programu komputerowego do analizy. W prezentacjidanych przedstawione zostały dane ilościowe informujące o statystyce opisowej z częstotliwością.

3.7 Względy etyczne

Badacz otrzymał list wprowadzający od Wydziału Studiów nad Biznesem i Rozwojem Uniwersytetu w Gulu, określający temat i cel badania. Oficjalnie

przedstawiła się władzom lokalnym związanym z badaniem, aby uzyskać zgodę na wykonywanie swojej pracy polegającej na zbieraniu opinii respondentów.
Przed przystąpieniem do badania badacz starał się również uzyskać zgodę respondentów, czy mogą oni uczestniczyć w badaniu.
Najwyższy poziom poufności został utrzymany w trakcie i po zakończeniu badania w terenie, a informacja o tym została przekazana z wyprzedzeniem, aby uniknąć przypadków wątpliwości ze strony respondentów.

3.8 Ograniczenia i delimitacje

Niektórzy respondenci zwlekali z wypełnianiem i zwrotem kwestionariuszy, co zagrażało postępom badacza w wypełnianiu raportu. Załatwiono to, kontaktując się z nimi na bieżąco, aby dowiedzieć się, czy wypełnili swoją część dla badacza, który ma je odebrać.
Respondenci, którzy podali fałszywe lub ukryte przydatne informacje, narażali na szwank jakość wyników badań. Takie incydenty przynosiły efekt przeciwny do zamierzonego i w pewien sposób obniżały jakość badań terenowych. Zostało to rozwiązane poprzez sondowanie respondentów w celu uzyskania szczegółowych informacji i stało się to w momencie, gdy badający lub wyliczający uważał, że istnieją luki w podanych informacjach. Uzyskano to dzięki spisowi tworzącemu dobre relacje z respondentami.

ROZDZIAŁ CZWARTY:
PREZENTACJA, ANALIZA I INTERPRETACJA DANYCH

4.0 Wprowadzenie

W tym rozdziale przedstawiono prezentację danych, analizę i interpretację danych zebranych w terenie za pomocą kwestionariusza i przeprowadzonego wywiadu. W celu zapewnienia dokładności badacz dokonywał kodyfikacji danych, edycji, tabelaryzowania i analizy wszystkich danych zebranych z pola, tak aby móc je prawidłowo przeglądać.

Badacz skategoryzował wszystkie dane otrzymane z pola w celu łatwej interpretacji pod względem procentowym, tabelarycznym i graficznym. Tę metodę stosowano do: Oceń postrzeganie rodziców w odniesieniu do kształcenia dziewczynek na poziomie szkoły średniej, poznaj stosunek rodziców do kształcenia dziewczynek na poziomie szkoły średniej i dowiedz się, jakie są czynniki wpływające na postrzeganie i stosunek rodziców do kształcenia dziewczynek na poziomie szkoły średniej.

4.1 Dane społeczno-demograficzne respondentów

W tej podczęści przedstawiono ogólne informacje/podstawowe informacje o respondentach, którzy zostali wybrani i przeprowadzili wywiad w tym badaniu. Dotyczy to płci respondentów, wieku respondentów oraz statusu edukacyjnego respondentów.

4.1.1. Ustalenia dotyczące informacji ogólnych

Tabela 1: Płeć respondentów

Płeć	Częstotliwość (f)	Procent (%)
Mężczyzna	107	27
Kobieta	289	73
Razem	396	100

Źródło: Dane pierwotne, 2018 r.

Zgodnie z tabelą 1 powyżej, 27% respondentów to mężczyźni, a 73% to kobiety. Większość badanych stanowiły głównie kobiety, co sugeruje, że prawdopodobnie większy odsetek respondentów w powiecie Lira niż ich męski odpowiednik w czasie badania stanowili rodzice płci żeńskiej i dziewczęta.

4.1.2 Wiek respondentów

Tabela 2: Wiek respondentów

Wiek (lata)	Częstotliwości	Procent (%)
25-34	19	5
35-44	93	23
45-54	247	63
55-64	26	6
65 +	11	3
Razem	396	100

Źródło: Dane pierwotne, 2018 r.

Zgodnie z tabelą 2 powyżej 63% respondentów w wieku 45-54 lata, 23% w wieku 35-44 lata, 6% w wieku 55-64 lata, 5% w wieku 25-34 lata i 3% w wieku powyżej 65 lat. Wyniki badań wskazują, że większość respondentów znajdowała się w grupie wiekowej 45-54 lata. Oznacza to, że respondenci w wieku 45-54 lat stanowili większość badanych, którzy uczestniczyli w badaniu.

4.1.3 Poziom wykształcenia respondentów

Tabela 3: Poziom wykształcenia

Poziom	Częstotliwości	Procent (%)
Brak	31	8
Szkoła podstawowa	76	19
Liceum Ogólnokształcące/ Liceum Ogólnokształcące	181	46
Instytucja trzeciorzędna	61	15
Inni	37	9
Razem	**396**	100

Źródło: Dane pierwotne, 2018 r.

Z tabeli 3 powyżej wynika, że 46% respondentów, którzy stanowili większość, uzyskało wykształcenie średnie. Następnie 19% respondentów zatrzymało się na poziomie podstawowym, 15% uzyskało wykształcenie wyższe, 9% wskazało inne, w tym studia podyplomowe, a ostatecznie 8% nie uzyskało żadnego wykształcenia. Oznacza to, że większość respondentów zatrzymała się na poziomie szkoły średniej, wskazując, że posiadają wiedzę na temat badanych zmiennych, a udzielone przez nich odpowiedzi są wiarygodne.

4.2 Postrzeganie przez rodziców edukacji dziewcząt

Tabela 4 przedstawiająca postrzeganie edukacji dziewcząt.

Zmienne	Częstotliwość:	Odsetek %
Tradycyjne przekonania i praktyki powodują dyskryminację ze względu na płeć w edukacji		
Zdecydowanie nie	52	13
zgadzam się		
Nie zgadzam się	20	5
Nie jestem pewien	12	3
Uzgodnić	125	32
Zdecydowanie zgadzam	187	47
się	396	100
Razem		

Rodzice trzymają dziewczyny w domu, aby uzupełnić dobro rodziny.		
Zdecydowanie nie	20	6
zgadzam się		
Nie zgadzam się	38	10
Nie jestem pewien	53	13
Uzgodnić	94	23
Zdecydowanie zgadzam	191	48
się	396	100
Razem		

Wolę edukację chłopców od edukacji dziewcząt		
Zdecydowanie nie zgadzam się	171	43
Nie zgadzam się	104	26
Nie jestem pewien	42	11
Uzgodnić	57	14
Zdecydowanie zgadzam się	22	6
Razem	396	100

Niektórzy rodzice zawsze wycofują swoje córki ze szkoły w okresie dojrzewania w obawie przed niechcianą ciążą.		
Zdecydowanie nie zgadzam się	167	42
Nie zgadzam się	71	18
Nie jestem pewien	39	10
Uzgodnić	66	17
Zdecydowanie zgadzam się	53	13
Razem	396	100

Rodzice koncentrują się na edukacji chłopców niż dziewcząt, ponieważ chłopcy wspierają ich w starszym wieku.		
Zdecydowanie nie zgadzam się	97	24

Nie zgadzam się	101	26
Nie jestem pewien	31	8
Uzgodnić	88	22
Zdecydowanie zgadzam	79	20
się	396	100
Razem		

Kiedy dziewczyny są wykształcone, wychodzą za mąż i zabierają wszystkie korzyści z edukacji do rodzin swoich mężów.		
Zdecydowanie nie	145	37
zgadzam się		
Nie zgadzam się	115	29
Nie jestem pewien	26	7
Uzgodnić	53	13
Zdecydowanie zgadzam	57	14
się	396	100
Razem		

Edukacja dziewcząt ma szeroki zakres korzystnego wpływu na wzorce rozwoju społeczno-gospodarczego narodu		
Zdecydowanie nie	28	7
zgadzam się		
Nie zgadzam się	40	10
Nie jestem pewien	20	5
Uzgodnić	121	31

Zdecydowanie zgadzam się	187	47
Razem	396	100

Źródło: Dane pierwotne, 2018 r.

Na podstawie ustaleń zawartych w tabeli 4 powyżej, 47% respondentów, którzy stanowili większość, zdecydowanie zgodziło się, że tradycyjne przekonania i praktyki były przyczyną dyskryminacji ze względu na płeć w edukacji. Następnie 32% respondentów zgodziło się, że tradycyjne przekonania i praktyki również powodowały dyskryminację ze względu na płeć w edukacji, podczas gdy 13% respondentów zdecydowanie nie zgadzało się z tym stwierdzeniem, że tradycyjne przekonania i praktyki powodowały dyskryminację ze względu na płeć w edukacji,5% respondentów nie zgadzało się z tym stwierdzeniem, że tradycyjne przekonania i praktyki powodowały dyskryminację ze względu na płeć w edukacji, a na koniec 3% respondentów wskazało, że nie było pewnych, czy tradycyjne przekonania i praktyki powodowały dyskryminację ze względu na płeć w edukacji. Oznacza to, że tradycyjne przekonania i praktyki powodowały dyskryminację ze względu na płeć w edukacji, popieraną przez większość respondentów.

Z powyższej tabeli wynika również, że 48% respondentów, którzy stanowili większość, zdecydowanie zgadzało się, że rodzice trzymają dziewczęta w domu, aby uzupełnić dobrostan rodziny. Następnie 23% respondentów zgodziło się, że rodzice trzymają dziewczęta w domu, aby uzupełnić dobro rodziny, ale 13% respondentów powiedziało, że nie jest tego pewna, 10% respondentów nie zgodziło się z twierdzeniem, że rodzice trzymają dziewczęta w domu, aby uzupełnić dobro rodziny, a 6% respondentów zdecydowanie nie zgodziło się z twierdzeniem, że rodzice trzymają dziewczęta w domu, aby uzupełnić dobro rodziny. Oznacza to, że większość rodziców trzyma dziewczyny w domu, aby uzupełnić dobrostan rodziny.

Powyższa tabela ponownie pokazuje, że 43% respondentów, którzy stanowczo nie zgadzali się z opinią, że większość rodziców woli edukację chłopców niż dziewcząt. Następnie 26% respondentów nie zgodziło się, że rodzice przedkładają edukację chłopców nad edukację dziewcząt, natomiast 14% respondentów zgodziło się, że rodzice przedkładają edukację chłopców nad edukację dziewcząt, 11% respondentów stwierdziło, że nie są pewni, 6% respondentów zdecydowanie zgodziło się, że rodzice przedkładają edukację chłopców nad edukację dziewcząt. Oznacza to, że większość rodziców nie przedkłada edukacji chłopców nad edukację dziewcząt.

Z powyższej tabeli wynika ponadto, że 42% respondentów zdecydowanie nie zgadzało się z tym, że niektórzy rodzice zawsze wycofują córki ze szkoły w okresie dojrzewania z obawy przed niechcianą ciążą. Następnie 18% respondentów ponownie nie zgodziło się ze stwierdzeniem, że niektórzy rodzice zawsze wycofują swoje córki ze szkoły w okresie dojrzewania ze strachu przed niechcianą ciążą, ale 17% respondentów zgodziło się z tym stwierdzeniem, 13% respondentów zdecydowanie zgodziło się ze stwierdzeniem, że niektórzy rodzice zawsze wycofują swoje córki ze szkoły w okresie dojrzewania ze strachu przed niechcianą ciążą i wreszcie 10% respondentów ujawniło, że nie są pewni. Oznacza to, że nie jest prawdą, że niektórzy rodzice zawsze wycofują swoje córki ze szkoły w okresie dojrzewania w obawie przed niechcianą ciążą.

Z powyższej tabeli 4 wynika również, że 26% respondentów, którzy stanowili większość, nie zgadzało się z twierdzeniem, że rodzice koncentrują się na edukacji chłopców niż dziewcząt, ponieważ chłopcy wspierają ich w starszym wieku. Następnie 24% respondentów zdecydowanie nie zgodziło się z tym stwierdzeniem, że rodzice koncentrują się na edukacji chłopców niż dziewcząt, ponieważ chłopcy wspierają ich w starszym wieku, ale ponownie 22% respondentów zgodziło się z twierdzeniem, że rodzice koncentrują się na edukacji chłopców niż dziewcząt, ponieważ chłopcy wspierają ich w starszym wieku, 20% respondentów zdecydowanie zgodziło się z twierdzeniem, że rodzice koncentrują się na edukacji chłopców niż dziewcząt, ponieważ chłopcy wspierają ich w starszym wieku i wreszcie 8% respondentów stwierdziło, że nie są pewni, czy rodzice koncentrują się na edukacji chłopców niż dziewcząt, ponieważ chłopcy wspierają ich w starszym wieku. Z decyzji większości respondentów wynika, że nie wszyscy rodzice koncentrują się na edukacji chłopców niż dziewcząt, ponieważ chłopcy wspierają ich w starszym wieku.

Ponadto z tabeli 4 powyżej wynika, że 37% respondentów, którzy stanowili większość, zdecydowanie nie zgadzało się ze stwierdzeniem, że kiedy dziewczęta są wykształcone, wychodzą za mąż i zabierają wszystkie korzyści z edukacji do rodzin swoich mężów. Następnie 29% respondentów nie zgodziło się z tym, że kiedy dziewczęta są wykształcone, wychodzą za mąż i zabierają ze sobą wszystkie korzyści płynące z edukacji do rodzin swoich mężów,14% respondentów zdecydowanie zgodziło się z tym, że kiedy dziewczęta są wykształcone, wychodzą za mąż i zabierają ze sobą wszystkie korzyści płynące z edukacji do rodzin swoich mężów,13% respondentów zgodziło się, że kiedy dziewczęta są wykształcone, wychodzą za mąż i zabierają ze sobą wszystkie korzyści płynące z edukacji do rodzin swoich mężów, a wreszcie 7% respondentów stwierdziło, że nie są pewni, czy rzeczywiście jest to prawdziwe stwierdzenie, że kiedy dziewczęta są wykształcone, wychodzą za mąż i zabierają ze sobą wszystkie korzyści płynące z edukacji do rodzin swoich mężów.

Wreszcie tabela 4 powyżej pokazuje, że 47% respondentów, którzy stanowili większość, zdecydowanie zgadza się, że kształcenie dziewcząt ma szeroki zakres korzystnego wpływu na wzorce rozwoju społeczno-gospodarczego danego kraju. Następnie 31 % respondentów zgodziło się, że kształcenie dziewcząt ma szeroki zakres korzystnych skutków dla wzorców rozwoju społeczno-gospodarczego danego kraju, ale ponownie 10 % respondentów nie zgodziło się, że kształcenie dziewcząt ma szeroki zakres korzystnych skutków dla wzorców rozwoju społeczno-gospodarczego danego kraju,7% respondentów zdecydowanie nie zgodziło się z tym stwierdzeniem, że kształcenie dziewcząt ma szeroki zakres korzystnego wpływu na wzorce rozwoju społeczno-gospodarczego narodu, a wreszcie 5% respondentów ujawniło, że nie są pewni, czy kształcenie dziewcząt ma szeroki zakres korzystnego wpływu na wzorce rozwoju społeczno-gospodarczego narodu. Oznacza to, że kształcenie dziewcząt ma szeroki zakres korzystnego wpływu na wzorce rozwoju społeczno-gospodarczego narodu, opierając się na opinii większości respondentów.

Akello Doreen, 21 lat z wioski Ilwa w parafii Barapwo, została zapytana przez badaczkę, dlaczego nie ma jej w domu i powiedziała badaczce, że rzuciła szkołę z czwartej klasy podstawowej (s. 4), kiedy oboje jej rodzice zmarli i nie było nikogo, kto mógłby zapłacić za nią czesne. Ponadto została ponownie poproszona o wyrażenie opinii na temat tego, co jej zdaniem może być korzystne dla edukacji dziewcząt i wspomniała, że edukacja dziewcząt zmniejsza poziom wczesnego małżeństwa i ciąży, uczy ich higieny osobistej, jest źródłem bogactwa w ich rodzinach i przynosi szacunek i wartość w ich rodzinach.

Auma Christine, 24 lata z Ongica Village, podczas wywiadu z badaczem powiedziała, że zatrzymała się w szkole podstawowej siódmej (str.7), ponieważ rodzice powiedzieli jej, że nie ma pieniędzy na opłacenie czesnego. Ale kiedy poproszono ją, by powiedziała, jak czują się jej rodzice w domu, powiedziała, że źle się z tym czują, bo nic nie mogą z tym zrobić. Kiedy poproszono ją o wyrażenie opinii na temat korzyści płynących z edukacji dziewcząt, powiedziała, że daje ona dziewczynie świetlaną przyszłość, pomaga rodzinie płacić czesne za młodzież, sprawia, że rodzice wykształconych dziewcząt są szanowani w społeczeństwie. Acheng Emelda, 18 lat, kiedy zapytano ją, dlaczego nie ma jej w domu w szkole: Powiedziała, że jej rodzice powiedzieli, że powinna wyjść za mąż, bo jest już dojrzała. Ale kiedy zapytano ją o korzyści płynące z edukacji dziewcząt, stwierdziła, że jest to szansa tylko dla ludzi sukcesu. Doradzała rodzicom, że powinni płacić czesne dziewczynkom, które interesują się tylko studiami.

4.3 Postawy rodziców wobec edukacji dziewcząt

Tabela 5 Pokazująca postawy rodziców wobec edukacji dziewcząt.

Zmienne	**Częstotliwość:**	**Odsetek %**
Rodzice z negatywnym nastawieniem do edukacji swoich córek czują, że edukacja jest stratą czasu i pieniędzy.		
Zdecydowanie nie zgadzam się	44	11
Nie zgadzam się	38	10
Nie jestem pewien	18	4

Uzgodnić	129	33
Zdecydowanie zgadzam	167	42
się	396	100
Razem		
Wsparcie rodzicielskie dla edukacji dziewczynek motywuje je do dobrych wyników w nauce.		
Zdecydowanie nie	64	16
zgadzam się		
Nie zgadzam się	52	13
Nie jestem pewien	31	8
Uzgodnić	85	22
Zdecydowanie zgadzam	164	41
się	396	100
Razem		
Tradycyjne przekonania i postawy rodziców wpływają na uczestnictwo dziewczynek w edukacji		
Zdecydowanie nie	41	10
zgadzam się		
Nie zgadzam się	47	12
Nie jestem pewien	26	7
Uzgodnić	153	38
Zdecydowanie zgadzam	129	33
się	396	100
Razem		

Niektórzy rodzice nadal uważają, że dziewczyny są słabsze fizycznie i mniej zdolne		
Zdecydowanie nie zgadzam się	69	17
Nie zgadzam się	62	15
Nie jestem pewien	15	4
Uzgodnić	133	34
Zdecydowanie zgadzam się	117	30
Razem	396	100
Zmiany społeczno-ekonomiczne sprawiły, że niektórzy rodzice uświadomili sobie wartość edukacji dziewczynek.		
Zdecydowanie nie zgadzam się	61	15
Nie zgadzam się	86	22
Nie jestem pewien	11	3
Uzgodnić	102	26
Zdecydowanie zgadzam się	136	34
Razem	396	100
Edukacja dziewczynek wymaga pełnego udziału rodziców		
Zdecydowanie nie zgadzam się	65	16
Nie zgadzam się	41	10

Nie jestem pewien	20	5
Uzgodnić	128	32
Zdecydowanie zgadzam	142	35
się	396	100
Razem		
Postawy rodziców decydują o perspektywach kształcenia dziewczynek.		
Zdecydowanie nie	85	22
zgadzam się		
Nie zgadzam się	69	17
Nie jestem pewien	44	11
Uzgodnić	73	18
Zdecydowanie zgadzam	125	32
się	396	100
Razem		

Z tabeli 5 powyżej, 42% respondentów, którzy stanowili większość, zdecydowanie zgodziło się, że rodzice z negatywnym nastawieniem do edukacji swoich córek uważają, że edukacja to strata czasu i pieniędzy. Na kolejnych miejscach znalazło się 33% respondentów, którzy zgodzili się z tym stwierdzeniem, ale ponownie 11% respondentów zdecydowanie nie zgodziło się z tym stwierdzeniem, 10% respondentów nie zgodziło się z tym, że rodzice z negatywnym nastawieniem do edukacji swoich córek uważają, że edukacja to strata czasu i pieniędzy, a na koniec 4% respondentów ujawniło, że nie są pewni tego stwierdzenia. Oznacza to, że rodzice z negatywnym nastawieniem do edukacji swoich córek czują, że edukacja jest stratą czasu i pieniędzy.

Wyniki z tabeli 5 wskazują, że 41% respondentów zdecydowanie zgadza się, że wsparcie rodziców w edukacji dziewcząt motywuje ich do dobrych wyników w nauce. Następnie 22% respondentów zgodziło się, że wsparcie rodzicielskie dla edukacji dziewcząt motywuje je do dobrych wyników w nauce, podczas gdy 16% respondentów zdecydowanie nie zgodziło się z tym stwierdzeniem, 13% respondentów nie zgodziło się, że wsparcie rodzicielskie dla edukacji dziewcząt motywuje je do dobrych wyników w nauce, a 8% respondentów wskazało, że nie jest pewne tego stwierdzenia. Bazując na większości respondentów można stwierdzić, że wsparcie rodzicielskie dla edukacji dziewcząt motywuje je do dobrych wyników w nauce.

Z tabeli 5 wynika, że 38% respondentów, którzy stanowili większość, zgodziło się, że tradycyjne przekonania i postawy rodziców mają wpływ na uczestnictwo dziewczynek w edukacji. Następnie 33% respondentów zdecydowanie zgodziło się z tym stwierdzeniem, ale 12% respondentów nie zgodziło się z twierdzeniem, że tradycyjne przekonania i postawy rodziców mają wpływ na uczestnictwo dziewczynek w edukacji, 10% respondentów zdecydowanie nie zgodziło się z tym stwierdzeniem i wreszcie 7% respondentów stwierdziło, że nie jest pewne, czy tradycyjne przekonania i postawy rodziców mają wpływ na uczestnictwo dziewczynek w edukacji. Oznacza to, że na uczestnictwo dziewczynek w edukacji mają wpływ tradycyjne przekonania i postawy rodziców.

Ponadto, wyniki z tabeli 5 wskazują, że 34% respondentów, którzy stanowili większość, zgodziło się, że niektórzy rodzice nadal uważają, że dziewczęta są słabsze fizycznie i mniej zdolne. Następnie 30% respondentów zdecydowanie zgodziło się z tym stwierdzeniem, ale 17% respondentów zdecydowanie nie zgodziło się, że część rodziców nadal uważa, że dziewczęta są słabsze fizycznie i mniej sprawne, 15% respondentów nie zgodziło się, że część rodziców nadal uważa, że dziewczęta są słabsze fizycznie i mniej sprawne, a wreszcie 4% respondentów stwierdziło, że nie jest pewna, czy niektórzy rodzice nadal uważają, że dziewczęta są słabsze fizycznie i mniej sprawne. Oznacza to, że niektórzy rodzice nadal uważają, że dziewczęta są słabsze fizycznie i mniej zdolne, opierając się na decyzji podjętej przez większość respondentów.

Wyniki przedstawione w tabeli 5 wskazują, że 34% respondentów zdecydowanie zgadza się, że zmiany społeczno-ekonomiczne sprawiły, że niektórzy rodzice uświadomili sobie wartość edukacji dziewczynek. Następnie 26% respondentów zgodziło się z tym stwierdzeniem, ale 22% respondentów nie zgodziło się z tym, że zmiany społeczno-ekonomiczne uświadomiły niektórym rodzicom wartość edukacji dziewczynek, 15% respondentów zdecydowanie nie zgodziło się z tym, że zmiany społeczno-ekonomiczne uświadomiły niektórym rodzicom wartość edukacji dziewczynek, a wreszcie 3% respondentów wskazało, że nie są pewni. Oznacza to, że zmiany społeczno-ekonomiczne sprawiły, że niektórzy rodzice uświadomili sobie wartość edukacji dziewczynek.

Z tabeli 5 wynika, że 35% respondentów, którzy stanowili większość, zdecydowanie zgadza się, że edukacja dziewczynek wymaga pełnego udziału rodziców. Następnie 32% respondentów zgodziło się ze stwierdzeniem, że edukacja dziewczynek wymaga pełnego uczestnictwa rodziców, ale 16% respondentów zdecydowanie nie zgodziło się z tym stwierdzeniem, że edukacja dziewczynek wymaga pełnego uczestnictwa rodziców,10% respondentów nie zgodziło się z tym stwierdzeniem i wreszcie

5% respondentów ujawniło, że nie są pewni, czy edukacja dziewczynek wymaga pełnego udziału rodziców.

Z powyższej tabeli 5 wynika, że 32% respondentów zdecydowanie zgadza się, że postawy rodziców determinują perspektywy kształcenia dziewczynek. Następnie 22% respondentów zdecydowanie nie zgadzało się, że postawy rodziców determinują perspektywy kształcenia dziewczynek, 18% respondentów zgodziło się, że postawy rodziców determinują perspektywy kształcenia dziewczynek,17% respondentów nie zgadzało się, że postawy rodziców determinują perspektywy kształcenia dziewczynek i wreszcie 11% respondentów stwierdziło, że nie jest pewne, czy postawy rodziców determinują perspektywy kształcenia dziewczynek. Oznacza to, że perspektywa kształcenia dziewczynek jest zdeterminowana postawą rodziców.

Adongo Paska, 24 lata, z wioski Ayere na pytanie, do której klasy się zatrzymała, powiedział, że zatrzymała się w siódmej klasie podstawowej (P7), ponieważ jej rodzice nie mieli pieniędzy na opłacenie jej szkoły, ale nie była też zainteresowana edukacją. Została poproszona o wyrażenie swojej opinii na temat korzyści płynących z edukacji dziewczynek: Powiedziała, że edukacja poprawia styl życia wykształconej dziewczyny. Zapytana o uczucia jej rodziców dotyczące jej edukacji, powiedziała, że nie przeszkadzają im, bo nic nie mogą na to poradzić. Adongo Paska, zapytany o radę, jakiej udzieliłaby rodzicom w sprawie edukacji dziewczynek, powiedział, że doradzi im, by wspierali tych, którzy chcą kontynuować naukę, ale ci, którzy nie chcą, nie powinni być zmuszani do chodzenia do szkoły.

4.4 Czynniki wpływające na postrzeganie i postawy rodziców w odniesieniu do kształcenia średniego dziewcząt:

Tabela 6 przedstawiająca czynniki wpływające na postrzeganie i nastawienie rodziców do kształcenia dziewczynek w szkołach średnich.

Zmienne	Częstotliwość:	Odsetek %
Przekonania kulturowe zniechęcają analfabetów do kształcenia swoich córek na poziomie szkoły średniej.		
Zdecydowanie nie zgadzam się	**62**	**16**
Nie zgadzam się	**73**	**18**
Nie jestem pewien	**16**	**4**
Uzgodnić	**97**	**24**
Zdecydowanie zgadzam się	**148**	**38**
Razem	396	100

Zmienne	Częstotliwość:	Odsetek %

Wykształceni rodzice motywują swoje córki do nauki		
Zdecydowanie nie zgadzam się	**51**	**14**
Nie zgadzam się	**33**	**8**
Nie jestem pewien	**21**	**5**
Uzgodnić	**123**	**31**
Zdecydowanie zgadzam się	**167**	**42**
Ogółem	396	100
Wykształcone matki nie cenią sobie edukacji swoich córek w szkołach średnich.		
Zdecydowanie nie zgadzam się	91	23
Nie zgadzam się	114	29
Nie jestem pewien	35	9
Uzgodnić	67	17
Zdecydowanie zgadzam	89	22
się	396	100
Razem		
Rodzice o ograniczonych zasobach nie przywiązują dużej wagi do kształcenia dziewczynek w szkołach średnich.		
Zdecydowanie nie zgadzam się	165	42
Nie zgadzam się	108	27
Nie jestem pewien	29	7
Uzgodnić	61	15

Zdecydowanie zgadzam się	33	8
	396100	
Dziewczynkom, które zaszły w ciążę w szkole i rzuciły naukę, rodzice odmawiają możliwości powrotu na studia.		
Zdecydowanie nie zgadzam się	126	32
Nie zgadzam się	143	36
Nie jestem pewien	40	10
Uzgodnić	54	14
Zdecydowanie zgadzam się	33	8
396	100	
Dziewczynki mają mniej czasu po szkole na naukę niż chłopcy.		
Zdecydowanie nie zgadzam się	47	12
Nie zgadzam się	33	8
Nie jestem pewien	36	9
Uzgodnić	107	27
Zdecydowanie zgadzam	173	44
się	396	100
Razem		

Wyniki z tabeli 6 pokazały, że 38% respondentów, którzy stanowili większość, zdecydowanie zgadza się, że przekonania kulturowe zniechęcają analfabetów do kształcenia swoich córek na poziomie średnim. Następnie 24% respondentów zgodziło się, że przekonania kulturowe zniechęcają analfabetów do edukowania córek na poziomie szkoły średniej, ale 18% respondentów nie zgodziło się z tym stwierdzeniem,16% zdecydowanie nie zgodziło się także z tym, że przekonania kulturowe zniechęcają analfabetów do edukowania córek na poziomie szkoły średniej i wreszcie 4% respondentów stwierdziło, że nie jest pewne, czy rzeczywiście przekonania kulturowe zniechęcają analfabetów do edukowania córek na poziomie szkoły średniej. Oznacza to, że przekonania kulturowe zniechęcają analfabetów do kształcenia swoich córek na poziomie szkoły średniej, co popiera większość respondentów.

Tabela 6 powyżej wskazuje, że 42% respondentów zdecydowanie zgadza się, że wykształceni rodzice motywują swoje córki do nauki. Na kolejnych miejscach znalazło się 31% respondentów, którzy zgodzili się z tym stwierdzeniem, ale 14% respondentów zdecydowanie nie zgadzało się z twierdzeniem, że wykształceni rodzice motywują swoje córki do nauki, 8% respondentów nie zgadzało się z twierdzeniem, że wykształceni rodzice motywują swoje córki do nauki, a wreszcie 5% respondentów ujawniło, że nie są pewni, czy wykształceni rodzice motywują swoje córki do nauki. Oznacza to, że wykształceni rodzice znają wartość edukacji, dlatego też motywują swoją córkę do nauki.

Wyniki z tabeli 6 wskazują, że 29% respondentów nie zgodziło się z opinią, że niewykształcone matki nie cenią sobie edukacji swoich córek w szkołach średnich.Następnie 23% respondentów zdecydowanie nie zgodziło się z tym stwierdzeniem, że niewykształcone matki nie cenią sobie edukacji swoich córek w szkołach średnich, ale 22% respondentów zdecydowanie zgodziło się z tym, że niewykształcone matki nie cenią sobie edukacji swoich córek w szkołach średnich,17% zgodziło się również, że niewykształcone matki nie doceniają wykształcenia swoich córek w szkołach średnich, a 9% respondentów ujawniło, że nie są pewne, czy naprawdę niewykształcone matki nie doceniają wykształcenia swoich córek w szkołach średnich. Oznacza to, że niewykształcone matki również cenią sobie edukację swoich córek w szkołach średnich.

Wyniki przedstawione w tabeli 6 pokazują, że 42% respondentów zdecydowanie nie zgadzało się z twierdzeniem, że rodzice dysponujący ograniczonymi środkami nie przywiązują dużej wagi do kształcenia dzieci dziewczynek w szkołach średnich. Następnie 27% respondentów nie zgodziło się, że rodzice z ograniczonymi środkami nie przywiązują dużej wagi do kształcenia dziewczynek w szkołach średnich, ale 15% respondentów zgodziło się, że rodzice z ograniczonymi środkami nie przywiązują dużej wagi do kształcenia dziewczynek w szkołach średnich,8% respondentów zdecydowanie zgodziło się, że rodzice z ograniczonymi środkami nie przywiązują dużej wagi do kształcenia dziewczynek w szkołach średnich i wreszcie 7% respondentów wykazało, że nie są pewni, czy rodzice z ograniczonymi środkami nie przywiązują dużej wagi do kształcenia dziewczynek w szkołach średnich. Oznacza to, że rodzice o ograniczonych zasobach również przywiązują dużą wagę do kształcenia dzieci dziewczynek w szkołach średnich.

Wyniki przedstawione w tabeli 6 powyżej wskazują, że 36% respondentów, którzy stanowili większość, nie zgadzało się z twierdzeniem, że dziewczętom, które zaszły w ciążę w szkole i porzuciły naukę, rodzice odmawiają możliwości powrotu na studia. Następnie 32% respondentów zdecydowanie zgodziło się, że dziewczętom, które zaszły w ciążę w szkole i porzuciły naukę, rodzice odmawiają możliwości powrotu na studia, ale 14% respondentów zgodziło się, że dziewczętom, które zaszły w ciążę w szkole i porzuciły naukę, rodzice odmawiają możliwości powrotu na studia,10% respondentów powiedziało, że nie jest pewna, czy naprawdę Dziewczynkom, które zaszły w ciążę w szkole i porzuciły naukę, rodzice odmawiają możliwości powrotu na studia, a wreszcie 8% respondentów zdecydowanie zgodziło się, że Dziewczynkom, które zaszły w ciążę w szkole i porzuciły naukę, rodzice odmawiają możliwości powrotu na studia. Oznacza to, że dziewczętom, które zaszły w ciążę w szkole i porzuciły naukę, rodzice nie odmawiają możliwości powrotu na studia na podstawie odpowiedzi udzielonych przez respondentów.

Powyższa tabela wskazuje nam również, że 44% respondentów zdecydowanie zgadza się, że dziewczęta mają po szkole mniej czasu na naukę niż chłopcy. Następnie 27% respondentów zgodziło się z tym stwierdzeniem, ale 12% zdecydowanie nie zgodziło się z tym, że dziewczęta mają po szkole mniej czasu na naukę niż chłopcy, 9% respondentów stwierdziło, że nie jest pewne, czy dziewczęta mają mniej czasu po szkole na naukę niż chłopcy i wreszcie 8% respondentów nie zgodziło się z tym, że dziewczęta mają mniej czasu po szkole na naukę niż chłopcy. Oznacza to, że dziewczęta nie mają po szkole więcej czasu na naukę niż chłopcy, ponieważ zawsze zajmują się sprawami kuchni.

Akullo Brenda, 20 lat z wioski Anai Okii, kiedy zapytano ją, do której klasy się zatrzymała, powiedziała, że zatrzymała się w siódmej klasie podstawowej (P7), ponieważ jej rodzice chcieli, aby się rozdzieliła i dołączyła do edukacji technicznej, której nigdy nie chciała całkowicie. Kiedy zapytano ją o korzyści płynące z edukacji dziewcząt, powiedziała, że pomaga ona w rozwoju społeczności i domów, z których pochodzą takie dziewczęta. Dodała, że należy rekomendować rodzicom wspieranie edukacji dziewcząt w celu budowania lepszej przyszłości.

Akullo Dorcus w wieku 17 lat powiedział, że zatrzymała się w siódmej klasie podstawowej, ponieważ jej rodzice chcieli, aby wstąpiła do szkoły krawieckiej, która jednak będzie dla niej najlepsza. Kiedy zapytano ją o to, co sądzi o korzyściach płynących z edukacji dziewcząt, wspomniała, że jest ona dobra, ponieważ sprawia, że w przyszłości można być niezależnym. Powiedziała również, że poradzi rodzicom, aby zmienili swoje nastawienie i zaczęli traktować dziewczęta tak samo jak chłopców.

ROZDZIAŁ PIĄTY
OMÓWIENIE, WNIOSKI I ZALECENIAS

5.0 Wprowadzenie

W niniejszym rozdziale przedstawiono dyskusje, wnioski i rekomendacje zgodnie z celami badań, którymi są: ocena postrzegania rodziców w odniesieniu do kształcenia dziewcząt na poziomie szkoły średniej, poznanie postawy rodziców wobec kształcenia dziewcząt na poziomie szkoły średniej oraz poznanie czynników wpływających na postrzeganie i postawy rodziców wobec kształcenia dziewcząt na poziomie szkoły średniej.

5.1 Omówienie ustaleń

5.2 Postrzeganie przez rodziców edukacji dziewcząt

Jeśli chodzi o postrzeganie przez rodziców edukacji dziewcząt na poziomie szkoły średniej w hrabstwie Lira, ustalenia wykazały, że 47% respondentów zdecydowanie zgadza się, że tradycyjne przekonania i praktyki powodowały dyskryminację ze względu na płeć w edukacji. Jest to zgodne z literaturą według Organizacji Narodów Zjednoczonych (1994), która stwierdza, że edukacja jest jednym z głównych obszarów, w którym dziewczęta systematycznie znajdują się w gorszej sytuacji niż chłopcy, po prostu z powodu dyskryminacji ze względu na płeć, która często zaczyna się na najwcześniejszych etapach życia.

Ustalenia ujawniły ponadto, że 48% większości zdecydowanie zgadza się, że rodzice trzymają dziewczęta w domu, aby uzupełnić dobrostan rodziny. Zgadza się to z literaturą według Mullera (2000), w której stwierdza się, że tradycyjne przekonania i praktyki często leżą u podstaw tej nierówności płci. Dzieje się tak, ponieważ tradycyjnie dziewczynki są trzymane w domu, aby uzupełnić dobro rodziny poprzez pracę i opiekę nad rodzeństwem i domem.

Jeśli chodzi o preferencje dotyczące edukacji chłopców w stosunku do edukacji dziewcząt, wyniki badań wykazały, że 43% respondentów zdecydowanie nie zgadzało się z tym stwierdzeniem, co jest sprzeczne z literaturą według Wanga (2005), który badał możliwości edukacyjne dzieci i zaobserwował, że stała wartość preferencji syna, oparta na tradycyjnych poglądach i postrzeganych zwrotach finansowych dla rodzin, prowadzi do niższych osiągnięć edukacyjnych córek. Dotyczyło to w szczególności obszarów wiejskich w Chinach.

Wyniki wykazały również, że 42% respondentów zdecydowanie nie zgadzało się ze stwierdzeniem, że niektórzy rodzice zawsze wycofują córki ze szkoły w okresie dojrzewania z obawy przed niechcianą ciążą. Nie jest to zgodne z literaturą według Mullera (2000), który stwierdził, że w wielu krajach rozwijających się córki są wycofywane ze szkół w okresie dojrzewania, ze strachu przed niechcianą ciążą, i wcześnie wychodzą za mąż za mężów, których niekoniecznie chcą.

Wyniki wykazały również, że 26% respondentów, którzy stanowili większość, nie zgadzało się z twierdzeniem, że rodzice koncentrują się na edukacji chłopców niż dziewcząt, ponieważ chłopcy wspierają ich w starszym wieku. To również nie zgadza się z (UNICEF, 1994), który twierdzi: Istnieje powszechna zgoda co do tego, że edukacja dziewcząt jest jedną z najważniejszych inwestycji, jakie każdy kraj rozwijający się może poczynić w swojej własnej przyszłości. W dłuższej perspektywie, prawie każdy inny aspekt postępu, od żywienia do planowania rodziny, od zdrowia dziecka do praw kobiet, jest głęboko dotknięty przez to, czy naród kształci swoje dziewczęta, czy nie.

Wyniki tego badania wykazały, że 37% respondentów zdecydowanie nie zgadzało się, że kiedy dziewczęta są wykształcone, wychodzą za mąż i zabierają wszystkie korzyści z edukacji do rodzin swoich mężów. Nie popiera to literatury wedłu g (Hill and King, 1993; Bellew i in., 1992; Herz i in., 1991; Mensch i Lloyd, 1997, Edewor, 2001), która uważała, że dziewczęta po ślubie dołączają do rodziny męża i zabierają ze sobą korzyści płynące z edukacji, sprawia, że rodzice mają niewielką motywację do ponoszenia kosztów kształcenia swoich córek.

Wyniki badania wykazały, że 47% respondentów zdecydowanie zgadza się, że edukacja dziewcząt ma szeroki zakres korzystnego wpływu na wzorce rozwoju społeczno-gospodarczego danego kraju. Jest to zgodne z literaturą według Haddena i Londynu (1996), którzy w swoich badaniach stwierdzili, że w trzecim świecie edukacja w ogóle, a edukacja dziewcząt w szczególności, ma szeroki zakres korzystnego wpływu na demograficzne, społeczne i gospodarcze wzorce rozwoju narodów.

Wyniki badań pokazują, że edukacja dziewcząt zmniejsza poziom wczesnego małżeństwa i ciąży, uczy je dbać o higienę osobistą, źródło bogactwa w ich rodzinach oraz przynosi szacunek i wartość w ich rodzinach, jak wynika z wywiadu przeprowadzonego przez badacza z jedną z badanych. To było z analizy jakościowej,

5.3 Postawy rodziców wobec edukacji dziewcząt

Jeśli chodzi o stosunek rodziców do edukacji dziewcząt w Lira Sub County, badanie wykazało, że rodzice z negatywnym nastawieniem do edukacji swoich córek uważają, że edukacja jest stratą czasu i pieniędzy. Poparło to 42% respondentów, którzy stanowili największy odsetek.

Badanie wykazało również, że wsparcie rodzicielskie dla edukacji dziewczynek motywuje je do dobrych wyników w nauce. Poparło to 41% respondentów i to oni stanowili większość. Jest to zgodne z literaturą według Departamentu Edukacji w Stanach Zjednoczonych (2004), który wyraźnie wskazał, że postawa i wsparcie rodziców ma duży wpływ na udział i poziom sukcesu osiągniętego przez dziewczęta w edukacji, na postawy rodziców i społeczności w odniesieniu do osiągnięć edukacyjnych wpływają głównie tradycyjne przekonania dotyczące idealnej roli kobiet i dziewcząt w społeczeństwie.

Wyniki badania wykazały ponadto, że tradycyjne przekonania i postawy rodziców wpływają na uczestnictwo dziewczynek w edukacji. Poparła to większość respondentów (38%) i jest zgodne z tym, co Samal, R, (2012) twierdzi w literaturze, że na uczestnictwo dziewczynek w edukacji mają wpływ tradycyjne przekonania i postawy rodziców.

Wyniki badania dodatkowo potwierdziły pogląd, że niektórzy rodzice nadal uważają, że dziewczęta są słabsze fizycznie i mniej zdolne. Poparła ją większość respondentów na poziomie 34%. Jest to zgodne z literaturą autorstwa Samala, R,

(2012), który twierdził, że będąc słabszymi fizycznie, kobiety są postrzegane jako mniej zdolne i wymagające ochrony i poradnictwa ze strony mężczyzn. Należy również wspomnieć, że postawy te dominowały nawet w obecnych czasach, kiedy zmiany społeczno-gospodarcze doprowadziły do zmiany ról, jakie kobiety mają obecnie odgrywać.

Wyniki badania wykazały, że 34% respondentów zgadza się ze stwierdzeniem, że zmiany społeczno-ekonomiczne sprawiły, że niektórzy rodzice uświadomili sobie wartość edukacji dziewczynek. Potwierdzeniem tego jest to, co znajduje się w literaturze autorstwa Samala, R, (2012), który wskazał, że zmiany społeczno-ekonomiczne sprawiły, że edukacja stała się konieczna nie tylko w celu zapewnienia możliwości zarobkowania, ale także potencjału, który może przyczynić się do poprawy poziomu życia jednostek, rodzin i społeczności.

Wyniki badania wykazały, że 35% większości respondentów poparło stwierdzenie, że edukacja dziewczynek wymaga pełnego udziału rodziców. Jest to zgodne z tym, co znajduje się w literaturze według Departamentu Edukacji w Stanach Zjednoczonych (2004), który stwierdził, że rodzicielskie podejście do edukacji dziecka Girl, to uczestnictwo rodziców w regularnej, dwukierunkowej i znaczącej komunikacji, obejmującej naukę ucznia i inne zajęcia szkolne, w tym zapewnienie, że rodzice odgrywają integralną rolę w pomaganiu dziecku w nauce; że rodzice są zachęcani do aktywnego zaangażowania się w edukację swojego dziecka Girl w szkole; że rodzice są pełnoprawnymi partnerami w edukacji swojego dziecka i są włączeni, w stosownych przypadkach, w proces podejmowania decyzji oraz w komitety doradcze pomagające w edukacji dziecka.

Wyniki badania wykazały, że większość respondentów, łącznie 32%, zdecydowanie zgadza się ze stwierdzeniem, że postawy rodziców determinują perspektywy kształcenia dziewczynek. Jest to zgodne z literaturą autorstwa Samala, R, (2012), który stwierdził, że postawa rodziców w odniesieniu do wartości edukacji jest kluczowa dla określenia, czy niektóre, żadne lub wszystkie szkoły - dzieci w wieku dziewczęcym w gospodarstwie domowym - są zapisywane i ile formalnej edukacji ukończą w przyszłości. Ponadto wspomina się, że te postawy, przekonania i postrzeganie edukacji dziewcząt w pewnym stopniu są ważnymi czynnikami, które determinują perspektywy edukacyjne dziecka.

Przeprowadzono wywiad z respondentem na temat korzyści płynących z edukacji dziewcząt i stwierdzono, że edukacja poprawia styl życia wykształconej dziewczyny. I mores podczas wywiadu z nią na temat uczuć jej rodziców na temat jej edukacji, powiedziała, że nie przeszkadza im to, bo nie ma nic, co mogliby z tym zrobić. Oświadczenie Adongo Paski z parafii Barapwo we wsi Ayere.

5.4 Czynniki, które wpływają na postrzeganie i postawę rodziców w odniesieniu do kształcenia średniego dziewcząt:

Jeśli chodzi o czynniki, które wpływają na postrzeganie i postawy rodziców wobec edukacji dziewcząt, wyniki badań potwierdziły stwierdzenie, że przekonania kulturowe zniechęcają analfabetów do kształcenia swoich córek na poziomie średnim. Zdecydowanie zgadzało się z tym 38% respondentów i jest to zgodne z literaturą według Atayi (2008), która stwierdziła, że rodzice z wykształceniem literackim i akademickim częściej niż analfabeci i tradycyjnie wykształceni zapisują swoje córki do szkoły; jednocześnie regiony o największym odsetku tradycji i kultur, a także najwyższy odsetek analfabetów wśród dorosłych, są więc regionami o największych różnicach między płciami". Ponadto udokumentowano, że 36 procent dzieci, których matki nie mają wykształcenia, jest poza szkołą, w porównaniu z 16 procentami dzieci matek z wykształceniem w Ugandzie.

Wyniki tego badania wykazały ponadto, że 42% respondentów zgadza się z literaturą, w której stwierdzono, że wykształceni rodzice motywują swoje córki do nauki. Literatura Challendera, 2005, Chimombo, 2005:133-134, UNESCO 2005b, W.B.2003 poparła to stwierdzenie. Literatura dodaje, że błędne koło matczynego analfabetyzmu - zmniejsza szanse córek na edukację". Inne badania pokazują również, że analfabetyzm macierzyński jest znacznie bardziej znaczącym czynnikiem niż analfabetyzm ojcowski w pozbawianiu dziewcząt edukacji szkolnej.

Wyniki tego badania wykazały, że 29% respondentów, którzy stanowili większość, nie zgadza się ze stwierdzeniem, że niewykształcone matki nie cenią sobie edukacji swoich córek w szkołach średnich według (Challender, 2005, Chimombo, 2005:133-134, UNESCO 2005b, W.B.2003).

Wyniki tego badania nie zgadzają się z tym, co zostało stwierdzone w literaturze, że rodzice o ograniczonych zasobach nie przywiązują dużej wagi do kształcenia dzieci dziewczynek w szkołach średnich, na co wyraźnie zwrócił uwagę Leach (2003:75). Respondenci, którzy stanowili większość, stanowczo się z tym nie zgadzali, osiągając wynik 42%, który był najwyższym wynikiem odnotowanym dla badanego obiektu.

Wyniki tego badania nie zgodziły się z tym, co zostało przedstawione w literaturze M. Ward, & Penny, A (2003), że dziewczyny, które zaszły w ciążę w szkole i porzuciły naukę, nie mają możliwości powrotu do kontynuowania nauki przez rodziców. Nie zgadzało się z tym 36% respondentów. Oznacza to, że kultura stopniowo zmienia się w większości społeczności, a ludzie zaczynają zmieniać swoje postrzeganie i nastawienie do edukacji dziewcząt, przy czym niektóre społeczeństwa są nadal głęboko zakorzenione w tradycyjnych przekonaniach. Wyniki tego badania potwierdziły pogląd, że dziewczęta mają mniej czasu po szkole na naukę niż chłopcy. Poparła to większość respondentów - 44%. Według M. Warda i Penny, A (2003), muszą oni zazwyczaj wykonywać wiele prac domowych, w tym gotowanie, sprzątanie, a nawet pełnienie funkcji głównego opiekuna młodszego rodzeństwa - obowiązków, których według M. Warda i Penny, A (2003) praktycznie nigdy nie oczekuje się od chłopców. Badanie to wykazało również, że te konkurujące ze sobą wymagania dotyczące czasu pracy dziewcząt przełożyły się na stosunkowo gorsze wyniki w nauce niż ich męskich odpowiedników, co często prowadziło do wysokiego wskaźnika powtarzalności i ostatecznie wyższego odsetka osób przedwcześnie kończących naukę.

Wyniki analizy jakościowej pokazują, że dla lepszego budowania narodu dziewczęta powinny być traktowane tak samo jak chłopcy, ponieważ wszystkie są istotami ludzkimi. Rodzice powinni również mieć na uwadze obciążenie pracą dziewczynek po szkole. To było z analizy danych jakościowych.

5.5 Wnioski

Z badania wynika, że rodzice z hrabstwa Lira Sub County trzymają córki w domu, aby uzupełnić dobrobyt rodziny. Jest to bardzo zła praktyka, ale wciąż można ją odwrócić poprzez ciągłą mobilizację i uwrażliwienie zarówno rządu, jak i organizacji pozarządowej zajmującej się edukacją dziewczynek. W badaniu stwierdzono również, że rodzice z negatywnym nastawieniem do edukacji swoich córek uważają, że edukacja jest stratą czasu i pieniędzy. W badaniu stwierdzono również, że rodzice o ograniczonych zasobach nie przywiązują dużej wagi do kształcenia dzieci dziewczynek na poziomie szkoły średniej. To dlatego, że nie mają możliwości zdobycia wystarczającej ilości pieniędzy, aby pomóc im w edukacji córek.

5.6 Zalecenia

Na podstawie zebranych danych, obserwacji i analiz w poprzednich rozdziałach, w niniejszym opracowaniu pragniemy przedstawić następujące zalecenia:
W badaniu zalecono, aby rodzice z hrabstwa Lira, którzy trzymają swoje córki w domu w celu uzupełnienia opieki nad rodziną, byli zmobilizowani i uwrażliwieni zarówno przez rząd, jak i organizację pozarządową zajmującą się edukacją dziewczynek, tak aby mogli zrozumieć wartość edukacji dziewczynek w społeczeństwie.

W badaniu zalecono również, aby rodzice z negatywnym nastawieniem do edukacji swoich córek, którzy uważają, że edukacja jest stratą czasu i pieniędzy, byli zachęcani do przyłączenia się do edukacji dorosłych wprowadzonej przez rząd dla niewykształconych rodziców, ponieważ wzmocni to lepsze zrozumienie znaczenia edukacji dziewczynek dla nich.

W badaniu zalecono również, aby rodzice o ograniczonych zasobach, którzy nie przywiązują dużej wagi do kształcenia dziewczynek na poziomie średnim, byli w pełni upoważnieni zarówno przez rząd, jak i organizacje pozarządowe zajmujące się kształceniem dziewczynek, a tym bardziej, aby byli szkoleni w zakresie rozwiązywania problemów ubóstwa wśród gospodarstw domowych.

5.4 Obszary dalszych badań

Postawy rodziców wobec edukacji dziewcząt o różnych zawodach.

Polityka w zakresie usług rodzicielskich i wydatków na edukację.

REFERENCJE

Ahikire, J. i Madanda, A. (2011). Raport o powrocie ciężarnych dziewcząt do szkół podstawowych i średnich.

Amone C, Apiyo L, Okwir AJ (2013). Formalna edukacja i zmiany kulturowe w północnej Ugandzie, 1911-2011, J. Edu. Res. Behav. Sci., 2(8): 126-134.

Departament Edukacji. (2004). *Zaangażowanie rodzicielskie: Tytuł I, część A. Wytyczne nieregulacyjne. Żadnego dziecka nie ma za sobą*. USA.

Edwards, R. &Alldred, P. (2000). *Typologia rodzicielskiego zaangażowania w edukację skupiająca się na dzieciach i młodzieży: Negocjacje dotyczące zapoznania się, instytucjonalizacji i indywidualizacji.* British Journal of Sociology of Education, 21, 435-455.

Griffith, I. (1996). Powiązania między *zaangażowaniem rodziców, upodmiotowieniem i szkołą cechy charakterystyczne dla osiągnięć akademickich studentów. Journal of Educational Research, 90,* 33-41.

Gutman, L. M. i McLoyd, V. C. (2000). *Kierowanie* przez *rodziców edukacją swoich dzieci w domu, w szkole i w społeczności lokalnej: Badanie afroamerykańskich rodzin żyjących w ubóstwie.* The Urban Review, 32(1), 1-24.

Henderson, A. T. & Berla, N (1994). *Nowa generacja dowodów: Rodzina jest krytyczna dla osiągnięć ucznia.* USA: National Committee for Citizens in Education.

Henderson, A. T. & Mapp, K. L. (2002). *Nowa fala dowodów: Wpływ powiązań szkolnych, rodzinnych i społecznych na* osiągnięcia *uczniów.*

Hillman, A. L. (2004), *Edukacja dzieci w biednych krajach,* Międzynarodowy Fundusz Walutowy. Dostępny z http://www.imf.org/external/pubs/ft/issues/issues33/

Hui-Chen Huang, G. & Mason, K. L. (2008).*Motywy zaangażowania rodziców w naukę dzieci: Głosy z miejskiej Afryki Amerykańskie rodziny przedszkolaków.* Edukacja wielokulturowa, 15(3).

Keith, T. Z., Keith, P. B., Quirk, K. J., Sperduto, J., Santillo, S... &Killings, S. (1998). *podłużne skutki zaangażowania rodziców na stopnie szkoły średniej: Podobieństwa i różnice pomiędzy płciami i grupami etnicznymi.* Journal of School Psychology 36, 335-363.

Kendall, D. (2005). *Socjologia w naszych czasach,* Wadsworth, USA.

Kind, P.M. Jones K, B. P (2007). *Rozwijanie postawy wobec działań naukowych* . Int. J. Sci. Educ. 29(7): 871-893

Richardson, S. A. (2009). *Główne postrzeganie zaangażowania rodziców w "dużych 8" dzielnicach miejskich Ohio.* Badania w szkołach, 16(1), 1-12.

Richardson, S. A. (2009). *Główne postrzeganie zaangażowania rodziców w "dużych 8" dzielnicach miejskich Ohio. Badania w szkołach, 16*(1), 1-12.

Samal, R. (2012). *Postawa rodziców wobec edukacji szkolnej i edukacyjnej dzieci,* Narodowy Instytut Technologiczny Rourkela, Rourkela

Sanders, M. G. & Sheldon, S. B. (2009). *Zasada ma znaczenie: Przewodnik po szkole, rodzinie i partnerstwach społecznych.* Corwin, USA

Sheldon, S.B. (2009). W *szkole, na rodzinnych i wspólnotowych statkach partnerskich: Twój podręcznik do akcji* (Edycja 3.). USA: Corwin Press.

Sheldon, S.B. (2009). *W szkole, rodzinie i partnerstwach społecznych: Twój podręcznik do akcji* (Edycja 3.). Corwin Press. USA

Konstytucja Republiki Ugandy (1995).

UNICEF (2014) Ankieta na temat powrotu ciężarnych dziewcząt do szkół podstawowych i średnich w Ugandzie

Raport roczny Uganda Education Service (2013).

UNESDOC (2015), Przegląd krajowy "Edukacja dla wszystkich 2015 r.

UNFPA (2004) Women's Rights (Prawa kobiet) Dostępny na stronie http://www.globalissues.org/article/166/womens-rights.

UNICEF (2015) Analiza sytuacji dzieci w Ugandzie

Bank Światowy (2013).Cultural Traditions and Practices of the Parents as Barriers to Girl-child Education in Zamfara State Nigeria. Bank Światowy, Waszyngton DC.

World Vision (2013) Rozwiązywanie węzła: Poszukiwanie wczesnych małżeństw w państwach niestabilnych

Dodatek 1: PYTANIA

Jestem pan Oyugi Alfred, wykładowca i p.o. dziekana Wydziału Nauk Społecznych Uniwersytetu All Saints w Lango. Kwestionariusz ten został opracowany przez badacza w celu określenia postrzegania i postawy rodziców wobec edukacji dziewczynek na poziomie szkoły średniej. Proszę szczerze odpowiedzieć na wszystkie pytania. Zostałeś wybrany do udziału w tym badaniu, odpowiadając na poniższe pytania. Informacje, które podasz, mają charakter czysto akademicki i będą traktowane z dużą dozą poufności.

Sekcja A: Podstawowe cechy charakterystyczne

W tej części wymagane jest podanie informacji o sobie poprzez zaznaczenie najlepszych alternatyw, które ci odpowiadają lub wpisanie swoich odpowiedzi w podane miejsca.

1). Jaka jest twoja płeć?

a) Mężczyzna b) Kobieta

2) Jaki jest twój wiek? (Okrągnij właściwą opcję)

25 – 34

35 – 44

45 – 64

55 – 64

Ponad 65 lat

3).Jaki jest twój poziom wykształcenia? (Okrągnij właściwą opcję)

a) Brak

(b) Szkoła podstawowa

(c) Szkoła średnia/gimnazjum

(d) Instytucja szkolnictwa

wyższego(

e) Inne (określić)....................

Sekcja B: Postrzeganie rodziców wobec edukacji dziewcząt

Proszę zaznaczyć odpowiednie pole (SA=zdecydowanie zgadzam się, A=zgadzam się, NS=nie jestem pewien, SD=zdecydowanie nie zgadzam się, D=nie zgadzam się) odpowiadające właściwemu stwierdzeniu

	Oświadczenie	SD	D	NS	A	SA
1	Tradycyjne przekonania i praktyki powodują dyskryminację ze względu na płeć w edukacji					
2	Rodzice trzymają dziewczyny w domu, aby uzupełnić dobro rodziny.					
3	Wolę edukację chłopców od edukacji dziewcząt					
4	Niektórzy rodzice zawsze wycofują swoje córki ze szkoły w okresie dojrzewania w obawie przed niechcianą ciążą.					
5	Rodzice koncentrują się na edukacji chłopców niż dziewcząt, ponieważ chłopcy wspierają ich w starszym wieku.					

6	Kiedy dziewczyny są wykształcone, wychodzą za mąż i zabierają wszystkie korzyści z edukacji do rodzin swoich mężów.					
7	Edukacja dziewcząt ma szeroki zakres korzystnego wpływu na wzorce rozwoju społeczno-gospodarczego narodu					

Sekcja C: Postawy rodziców wobec edukacji dziewcząt

Proszę zaznaczyć odpowiednie pole (SA=zdecydowanie zgadzam się, A=zgadzam się, NS=nie jestem pewien, SD=zdecydowanie nie zgadzam się, D=nie zgadzam się) odpowiadające właściwemu stwierdzeniu

	Oświadczenie	SD	D	NS	A	SA
1	Rodzice z negatywnym nastawieniem do edukacji swoich córek czują, że edukacja jest stratą czasu i pieniędzy.					
2	Wsparcie rodzicielskie dla edukacji dziewczynek motywuje je do dobrych wyników w nauce.					
3	Tradycyjne przekonania i postawy rodziców wpływają na uczestnictwo dziewczynek w edukacji					
4	Niektórzy rodzice nadal uważają, że dziewczyny są słabsze fizycznie i mniej zdolne					

5	Zmiany społeczno-ekonomiczne sprawiły, że niektórzy rodzice uświadomili sobie wartość edukacji dziewczynek.					
6	Edukacja dziewczynek wymaga pełnego udziału rodziców					
7	Postawy rodziców decydują o perspektywach kształcenia dziewczynek.					

Sekcja D: Czynniki wpływające na postrzeganie i postawy rodziców w odniesieniu do kształcenia średniego dziewcząt:

Proszę zaznaczyć odpowiednie pole (SA=zdecydowanie zgadzam się, A=zgadzam się, NS=nie jestem pewien, SD=zdecydowanie nie zgadzam się, D=nie zgadzam się) odpowiadające właściwemu stwierdzeniu

Należy zaznaczyć jedną właściwą odpowiedź odpowiadającą poniższemu oświadczeniu:

	Oświadczenie	SD	D	NS	A	SA
1	Przekonania kulturowe zniechęcają analfabetów do kształcenia swoich córek na poziomie szkoły średniej.	97	88	51		
2	Wykształceni rodzice motywują swoje córki do nauki					
3	Nie wykształcone matki nie cenią sobie edukacji swoich córek w szkołach średnich.					
4	Rodzice o ograniczonych zasobach nie przywiązują dużej wagi do kształcenia dzieci dziewczynek w szkołach średnich.					

5	Dziewczynkom, które zaszły w ciążę w szkole i rzuciły naukę, rodzice odmawiają możliwości powrotu na studia.					
6	Dziewczynki mają mniej czasu po szkole na naukę niż chłopcy.					

ZAŁĄCZNIK 2: SZCZEGÓŁOWY PRZEWODNIK PO WYWIADACH

P ARTYCYPACJA INDYWIDUALNA

Wprowadzenie

1. Jak masz na imię?
2. Ile masz lat?
3. Jaki jest twój poziom wykształcenia?

Porzucanie szkoły

4. Co skłoniło cię do porzucenia szkoły?
5. Jak twoi rodzice czują się z twoją edukacją?

Pomysły i opinie

6. Jakie są pana zdaniem korzyści z edukacji dziewcząt?
7. Jakie powody podają twoi rodzice, jeśli chodzi o edukację dziewczynek?
8. Jaką radę dałbyś rodzicom, jeśli chodzi o edukację dziewczynek?

END

ZAŁĄCZNIK 3: RAMY CZASOWE

S/N	Działalność	Okres (2018)								
1	Formuła tematyczna									
2	Zatwierdzenie tematu									
3	Pisanie propozycji									
4	Zatwierdzenie wniosku	Marzec		Kwiecień						
5	Gromadzenie danych				Maj					
6	Analiza i interpretacja danych					Czerwiec				
7	Projekt sprawozdania z badań					Czerwiec				
8	Korekta sprawozdania					Czerwiec				
9	Ostateczne przedłożenie sprawozdania					Czerwiec				

ZAŁĄCZNIK 4: BUDŻET NA BADANIA NAUKOWE

S/N	Opis pozycji	Ilość	Koszt jednostkowy	Koszt całkowity
1	Artykuły piśmiennicze	Kwota ryczałtowa	-	150,000
2	Usługi sekretarskie	Kwota ryczałtowa	-	200,000
3	Analityk danych	1	120,000	450,000
4	Komunikacja	Kwota ryczałtowa	-	250,000
5	Transport	Kwota ryczałtowa	-	350,000
6	Różne	Kwota ryczałtowa	-	150,000
7	Razem		-	1550,000

ZAŁĄCZNIK 5: MAPA PRZEDSTAWIAJĄCA PODHRABSTWO LIRA

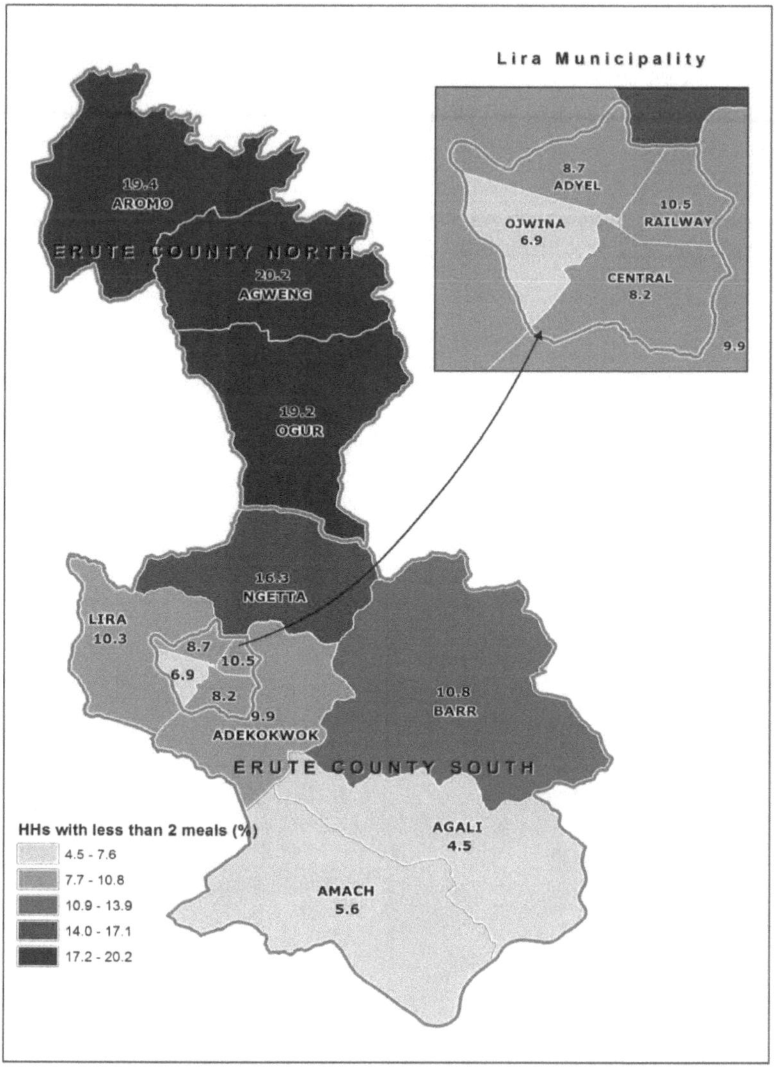

FSC
www.fsc.org
MIX
Papier | Fördert gute Waldnutzung
FSC® C083411

Kolibri 360 GmbH
Ferdinand-Jühlke-Straße 7
99095 Erfurt, Deutschland
produktsicherheit@kolibri360.de

Druck:
CPI Druckdienstleistungen GmbH
im Auftrag der
Kolibri 360 GmbH
Ferdinand-Jühlke-Str. 7
99095 Erfurt